Early Neoplasias
of the Gastrointestinal Tract

Endoscopic Diagnosis and Therapeutic Decisions

早期胃肠道肿瘤
——内镜诊断与治疗决策

主编　〔奥〕弗雷德·贝尔
　　　〔日〕小山恒男
　　　〔法〕蒂埃里·蓬雄
　　　〔日〕矢作直久

主译　刘　枫　金震东

主审　李兆申

天津出版传媒集团

天津科技翻译出版有限公司

著作权合同登记号：图字：02-2015-148

图书在版编目（CIP）数据

早期胃肠道肿瘤：内镜诊断与治疗决策／（奥）贝尔（Berr，F.）
等主编；刘枫等译. —— 天津：天津科技翻译出版有限公司，2016.6
书名原文：Early Neoplasias of the Gastrointestinal Tract：Endoscopic
Diagnosis and Therapeutic Decisions
ISBN 978 - 7 - 5433 - 3607 - 0

Ⅰ.①早… Ⅱ.①贝… ②刘… Ⅲ.①胃肿瘤－内窥镜检 ②胃
肿瘤－治疗 ③肠肿瘤－内窥镜检 ④肠肿瘤－治疗 Ⅳ.①R735

中国版本图书馆 CIP 数据核字（2016）第 102335 号

Translatation from English Language Edition：
*Early Neoplasias of the Gastrointestinal Tract：Endoscopic Diagnosis
and Therapeutic Decisions* by Frieder Berr, Tsuneo Oyama, Thierry
Ponchon and Naohisa Yahagi（eds）
Copyright © 2014 Springer Science + Business Media New York
All Rights Reserved.

授权单位：Springer-Verlag GmbH
出　　版：天津科技翻译出版有限公司
出 版 人：刘 庆
地　　址：天津市南开区白堤路 244 号
邮政编码：300192
电　　话：(022)87894896
传　　真：(022)87895650
网　　址：www. tsttpc. com
印　　刷：北京建宏印刷有限公司
发　　行：全国新华书店
版本记录：889×1194　16 开本　14 印张　200 千字
　　　　　2016 年 6 月第 1 版　　2016 年 6 月第 1 次印刷
　　　　　定价：138.00 元

（如发现印装问题，可与出版社调换）

译者名单

主译 刘　枫　金震东

主审 李兆申

译者（按姓氏笔画排序）

王　华　方　军　帅　群　刘　枫

汪　鹏　张敏敏　陈引顺　金震东

姚　瑶　唐　健　蒋　斐　潘　骏

中译本序

　　我国是消化道癌的高发区,其中食管鳞癌、胃癌每年新增病例和死亡病例约占世界一半,大肠癌的发病率也逐年升高。大多数消化道恶性肿瘤患者诊断时已处于进展期,导致患者的治疗效果差、生存期短、医疗费用高等情况发生。如果能在癌前病变和早癌等阶段进行早期诊断,就能通过内镜或外科手术进行早期治疗,甚至可以根治肿瘤,提高患者的生存率。

　　近年来,随着内镜设备的发展,早期发现和早期治疗消化道肿瘤已经成为可能。尤其是近几年国内医师对消化道早癌诊治的热情很高,很多基层医院的医师也在开展早癌的诊治工作。但是消化道早癌的诊治水平仍然参差不齐,甚至对某些问题的认识还存在偏差。鉴于国内系统阐述消化道早癌内镜诊治的专著比较少,我们组织多年来从事消化道早癌诊治工作的专家翻译了本书,以飨读者。

　　本书内容翔实、形式新颖,通过11个章节介绍了早期胃肠道黏膜肿瘤的筛查原则、早期胃肠道肿瘤的组织学和病理学特征、内镜切除原则、各种新型电子染色内镜的特点及其对早癌的诊断价值,以及EUS(超声内镜检查)对早期胃肠道肿瘤的诊断价值。本书还分别阐述了咽、食管、胃、十二指肠和小肠、结直肠的黏膜肿瘤的内镜下特点、内镜切除的适应证等热点问题,通过具体病例及大量清晰的图片详细分析了不同部位消化道早癌的诊治过程。

　　希望本书的翻译出版能够为我国消化内镜医师和病理医师提供参考,推动我国早期消化道肿瘤的临床诊治和科学研究水平的提高。

上海长海医院消化内科主任
中华医学会消化内镜分会前任主任委员

前　言

只有做好准备，才能有所发现。

西方国家长期以来将浸润性生长的异型增生上皮定义为癌，胃肠肿瘤学试图在浸润阶段战胜癌。任何黏膜浸润性病变(pM2/3)必然会经历非浸润性前期病变。因此，日本根据细胞学标准(即严重异型增生的上皮细胞)对癌进行了定义，从而在浸润前进行早期诊断。在日本，胃肠肿瘤学强调了早癌经切除必然会治愈的理念，而内镜诊断则用于检测最早期、几乎不可见的上皮内瘤样病变。因此，在日本的许多中心，目前超过70%的胃肠肿瘤均被诊断为早癌，而在西方这一比例要低得多(<40%)。

历经几代人的努力，癌的早期诊断已成为日本国家胃、食管及结直肠癌学会的核心研究领域。在应用扩大的淋巴结清扫术治愈早癌及通过标本精确判断黏膜或黏膜下浸润方面，积累了大量的数据。表面显微技术可系统地观察早癌及其周围黏膜的表面结构。与此同时，日本在图像增强内镜和放大内镜方面技术卓越，处于领先地位。至于如何从黏膜表面和微血管构筑的内镜角度准确判断肿瘤的组织学类型，后续研究已取得成功。研究制定了各器官黏膜早癌根治性圈套切除的标准，并研发了内镜电切术——内镜黏膜下剥离术(ESD)——以切除生长范围更广的黏膜癌。目前，日本专家已经确立了早癌的增强内镜诊断技术与电切术。

这开启了胃肠肿瘤学的新时代，也开启了将此理念从东亚向西方世界传播的时代。西方的内镜医师都非常向往轻松自如的ESD切除黏膜癌，同样也希望能够应用这一技术。坦率地讲，诊断必须先于治疗，这是一条经典的临床原则，操作医师一半的成功归于术前诊断和决策能力。然而，要获得日本专家那样准确判断早癌分期和侧向发育的能力，还需要持久的训练和努力。本书试图向西方内镜医师传播内镜知识和技能，以期提高早期胃肠肿瘤的检出率和诊断准确性。

在与Hook刀和Dual刀发明者Oyama和Yahagi博士合作的基础上，编者在过去5年里有幸组织了ESD技术年度培训和胃肠早癌切除术的高级内镜诊疗课程。在他们的指导和启发下，我们制定了应用最广泛的早癌内镜分类和诊断方法。

本书旨在提高5mm以下微小癌的检出率，并提高诊断水平以便于制定切除策略。本书内容兼具基础性与实用性，既可向内镜介入医师提供最新进展，又可指导新手掌握内镜技术。

接受 ESD 培训的医师应全面提高诊断水平,认真研读 Tsuneo Oyama 博士编著的图谱《胃腺癌 ESD 前的内镜诊断》(*Endoscopic Diagnosis of Gastric Adenocarcinoma for ESD*)。在过去的一年中,西方也同日本一样,拥有了先进的放大内镜和图像增强内镜。希望本书能为胃肠早癌图像增强放大内镜的推广注入持久的动力。愿这些努力能最终服务于我们的患者,并引领内镜技术在抗癌领域不断前进。

弗雷德·贝尔,谨代表各位编者

2014 年 1 月 26 日

于奥地利萨尔茨堡

致　谢

　　谨在此代表本书的各位编者,向海德堡 Leonie-Wild 基金会提供的大力支持,向为本书不遗余力提供文字与图片的所有人，特别是萨尔茨堡的 Tobias Kiesslich 博士、长野的 Akiko Takahashi 博士和东京的 Toshio Uraoka 博士,向临床医学出版机构美国 Springer 的工作人员，特别是临床医学高级编辑 Andy Kwan 和 Richard Hruska,致以最诚挚的感谢！

编者

目　录

第 1 部分

早期胃肠道肿瘤内镜检查的基本原则

第 1 章

内镜的筛查与监测：适应证和标准

Frieder Berr，Thierry Ponchon，Tsuneo Oyama

1.1 前言

胃肠道是恶性肿瘤发生率（每年每 10 万人 1000~1400 例）和死亡率（每年每 10 万人 700~900 例）最高的器官。在西方国家，结直肠癌每年死亡率与发病率的比值为 42%，食管癌为 82%，胃癌超过 66%，但是在日本该比值却低于 40%[1,2]。治愈性的根治性手术包括完全切除早期胃癌（≤pT1）的一级和二级淋巴结，其 5 年总生存率（OS）超过 90%。内镜下早期胃癌切除术总体上 5 年 OS 为 92%~93%[3,4]（不包括恶性肿瘤的死亡），早期胃癌的内镜切除适应证为日本胃癌协会（Japanese Gastric Cancer Association，JGCA）或者东京国立癌症中心（National Cancer Center，NCC）的扩展标准[5,6]。

超过 95% 的早期胃肠道肿瘤表现为分化型，除了胃癌（只有 60% 为分化型）。高级别上皮内瘤变、G1 或 G2 期的早期胃癌在 3 年内缓慢地进展为全身性疾病，远比未分化型早期胃癌进展缓慢[3]。这意味着在这段时间的筛查和监测对于癌症的早期发现十分必要。

1.2 内镜筛查与监测的理论依据

发现胃肠道肿瘤的癌前病变或早期癌症（pT1 分期）对于降低胃肠道癌的死亡率有着至关重要的意义。相对于大便隐血试验和血清学检查来说，内镜是早期胃肠道肿瘤和癌前病变最理想的检查方法[7-10]。内镜筛查旨在降低胃肠道肿瘤的死亡率。很多人由于环境因素（比如致癌物的暴露，吸烟，酗酒）或个体易感性（比如家族遗传史，慢性胃肠道炎症），患胃肠道恶性肿瘤的风险要比普通人高，他们需要做内镜的筛查和监测的年龄要比普通人更小，频率也更加频繁[8,10-14]。然而，即使在专业机构，也有高达 39% 的患者在没有进行风险评估和家族史（FH）的情况下进行了结直肠肿瘤的筛查，而 55% 的患者有明确的家族史，却接受了不恰当的筛查和监测[11]。早期肿瘤或癌前病变切除后，内镜随访时间间隔需根据复发的风险而定[8-10]。

注意

评估致癌危险因素包括家族史是任何内镜

筛查和制订随访计划的必备条件。

结直肠癌是全球癌症相关死亡的第三大原因,在西方国家排名第二,在日本排名第三[15],各地区每年发病率相似,美国为每 10 万人 28~38 例,西欧为每 10 万人 33~50 例,日本为每 10 万人 22~58 例[1,7,15,16]。美国国家息肉研究显示,结肠镜筛查并及时切除发现的病灶后,结直肠癌的发病率远远低于普通人群中的预计值[14]。这为很多国家在全国范围内进行结肠镜筛查以降低结直肠癌死亡率提供了理论依据。

胃癌在日本很常见（发病率达每年每 10 万人 25 例[15,16],日本人推荐 40 岁以上进行内镜筛查,并因此降低了肿瘤相关死亡率[17-19]。中国、智利和东欧的胃癌发病率也很高[1,16,17,20],但西方国家却很罕见(美国每年发病率每 10 万人≤5 例,因此几乎不进行胃癌的内镜筛查[1,12,16]。随着现在人们的生活方式和营养状况的全球化,日本和西方国家的胃肠道恶性肿瘤流行病学特点越来越相似,慢性胃食管反流病的发病率也逐渐升高,而幽门螺杆菌感染率迅速下降。西方国家很重视内镜对 Barrett 食管病的监测,从而鉴别早期恶性肿瘤[12]。随着内镜对胃肠道肿瘤的筛查和监测的话题越来越深入,我们认为应注重参考各个国家自己的指南。

1.2.1 结肠镜的筛查可预防结直肠癌

1.2.1.1 结肠镜

高质量的结肠镜检查是检出结肠肿瘤最好的诊断标准[8,10,17],对结肠镜检出的腺瘤行切除术降低了 10 年内患结肠癌 66%~71% 的风险,而每年大便隐血试验筛查只降低了 23% 的风险,还是由于有 1/3 的参与者还接受了结肠镜检查[21]。结肠镜的并发症较低(诊断性为 0.39%,治疗性为 1.02%,死亡率为 1:150 000)[10,22,23]。

注意

对于无症状、无高危因素筛查者的建议：

●年龄≥50 岁(日本人≥40 岁)者,每 10 年检查 1 次结肠镜（目的：预防和早期诊断结肠癌）。

●如果不做结肠镜筛查,每年做 1 次大便隐血试验,如果结果阳性,再做结肠镜检查(目的：无症状性结肠癌的早期发现)[10,23]。

1.2.2 结直肠癌高危人群

大约 75% 的结直肠癌患者在普通人群中散发,而 25% 的患者有明确的结肠腺瘤或结肠癌的家族史[8,10,17],不超过 10% 的结直肠癌患者为单基因常染色体显性遗传家族性癌症综合征,其中 1% 为遗传家族性腺瘤性息肉病(FAP),5% 是遗传性非息肉病性大肠癌(HNPCC),还有 15%~20% 的结直肠癌患者有结肠癌或者腺瘤的家族史[24]。有 HNPCC 的患者患 CRC 的风险为 60%~80%,而经典型 FAP(>100 个腺瘤灶)的患者在 40~50 岁时患 CRC 的风险可高达 100%,在年轻时就可发病[13,25](图 1.1)。轻表型 FAP 患者(腺瘤数为 10~99 个,发病年龄晚)可参照以下标准：①至少两名一级亲属有 10~99 个腺瘤,发病年龄大于 30 岁(没有一级亲属 30 岁以下有类似病史)；②有一名一级亲属有 10~99 个腺瘤,一名一级亲属(FDR)患 CRC 但几乎没有腺瘤。这类轻表型 FAP 综合征有 25% 可检测到 APC 基因突变[13]。30 岁之前发病的结肠腺瘤病(10~100 个以上的腺瘤)是一种非常罕见的疾病,即 MUTYH 相关性腺瘤性息肉病(MUTYH-associated adenomatous polysis,MAP),这是一种双等位基因 MUTYH 突变的常染色体隐性遗传病。MAP 患者可预测右结肠 CRC、十二指肠腺瘤和十二指肠癌[13]。Peutz-Jeghers 综合征(PJS)和家族性青少年息肉病(familial juvenile polyposis,FJP)患 CRC 的风险分别为 39% 和 20%[26,27]。慢性炎症也增加了癌症的风险,溃疡性结肠炎 20 年后癌变的风险为 7%~15%,若合并原发性硬化性胆管炎则概率更高,克罗恩病与此类似[28,29]。表 1.1 列举了 CRC 的高危因素。

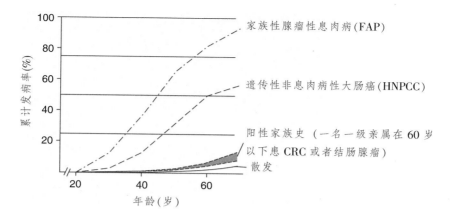

图 1.1　CRC 的累计发病率随着年龄不同而改变。(根据 Winawer 等[23]修改,经 W.B. Saunders 公司 AGA 协会许可使用)。

1.2.2.1　有明确家族史患者的筛查

没有高危因素的普通人群患 CRC 的概率大约为 1%,有一级亲属(FDR)在 60 岁之前患结肠腺瘤或结肠癌(即阳性家族史,FH)的患 CRC 的概率为 2%,有 1 名 FDR 在 50 岁之前患结肠癌或 1 名以上 FDR 患结肠癌或至少 2 名二级亲属(SDR)患结肠癌的人本身患 CRC 的概率为 3.5%~4%。当有 1 名 FDR 在大于 60 岁时或 1 名 SDR 患结肠腺瘤或结肠癌时,患 CRC 的风险只是轻度增高(1.5~1.8 倍)[25]。对于有阳性 FH 和 CRC 重要危险因素(阿姆斯特丹标准,表 1.2)的人,他们患 CRC 的高危年龄更加年轻,出现癌症综合征的风险也更高,HNPCC 为 60%,FAP 在 60 岁时达 80%~90%(图 1.1)。表 1.3 列举了关于结肠镜监测的一些建议。

1.2.2.2　基因检测

推荐以下人群做特异基因突变(APC 基因;错配修复基因,即 MMR)的检测:

- 结肠 FAP(APC 基因测序)。
- 符合 HNPCC 的表现(参照表 1.2)。

具有极高危 FH 的患者需要对未表达的 MMR 蛋白基因测序来检测特异的 MMR 基因突变,若 MSI 呈阳性,再通过 MMR 蛋白的免疫组化检测肿瘤基因。因此有风险的家族成员必须到一所基因研究中心进行 MMR 基因突变的筛查[10],突变基因携带者需要进行 CRC 和其他有关癌症的监测。

表 1.1　CRC 的高危人群	
高危条件	**参考文献**
结肠腺瘤或结肠癌家族史	[25,30]
遗传性结直肠癌(腺瘤快速进展至癌)	
HNPCC,常染色体显性遗传	[24,26]
FAP,常染色体显性遗传	[10,24]
MAP(MUTYH 相关性腺瘤性息肉病),常染色体隐性遗传	[10,24]
Peutz-Jeghers 综合征(PJS)	[26,27]
家族性青少年息肉病(FJP)	[26]
慢性炎症性肠病(溃疡性结肠炎,克罗恩病)	[28,29]
CRC 外科手术后或者息肉切除术后的监测	见[10,24]

表 1.2　对 HNPCC 进行微卫星不稳定性基因检测的临床标准	
阿姆斯特丹标准 II	修订后的贝塞斯达指南
在合并以下情况下至少三名亲属患 CRC 或 Lynch 综合征相关癌症：	有一人 50 岁之前被确诊为 CRC
其中一人是其他人的一级亲属	MSI-H 阳性 CRC 患者小于 60 岁
至少连续两代人	同时或不同时伴有 Lynch 综合征相关肿瘤[a]
至少一人 50 岁之前被确诊	一人 CRC，一名 FDR 伴有 Lynch 综合征相关肿瘤，
排除 FAP 的 CRC	一人年龄小于 50 岁
经组织病理学证实的肿瘤	一人 CRC 有至少两名 FDR 或 SDR 伴有 Lynch 综合征相关肿瘤[a]

a.包括结直肠、子宫内膜、胃、卵巢、胰腺、输尿管、肾盂、胆管、脑肿瘤，皮质腺瘤，角化棘皮瘤和小肠恶性肿瘤。

表 1.3　对 CRC 高危人群结肠镜筛查的建议		
危险因素	结肠镜筛查	
	开始筛查的年龄	筛查间期(年)
只有家族史		
1.一名 SDR 或 TDR（表亲）有 CRC	50 岁	10
2.一名 FDR 60 岁之后患 CRC 或腺瘤或者两名以上 SDR 患 CRC	40 岁	10
一名 FDR 在 60 岁前有 CRC 或腺瘤	40 岁或比 FDR 开始出现症状时的年龄早 10 年	5
单基因遗传综合征		
3.FAP（分类）	12 岁	1 或 2
轻度 FAP（10~100 个腺瘤）	25 岁，或比 FDR 癌变的年龄早 10 年	1 或 2
4.HNPCC	20 岁或 25 岁，或比 FDR 早期 CRC 早 10 年	1 或 2
5.Peutz-Jeghers 综合征（PJS）	18 岁	2
6.家族性青少年息肉病（>10 个息肉）	12 岁	3~5
慢性炎症		
7.溃疡性结肠炎，克罗恩病	全/结肠炎 8~10 年	2(-1)

溃疡性结肠炎和克罗恩病的监测见第 11 章。

注意

高达 20% 的 FAP 患者没有阳性的家族史（也许还有新的 FAP 突变种系或者双等位基因常染色体隐性基因 MUTYH 突变）。可疑遗传性癌症综合征应该由基因疾病中心协作进行评估。结肠全切术或大部分切除术联合回直肠吻合术或回肠肛管储袋术适用于 FAP 和 HNPCC，偶尔应用于溃疡性结肠炎[10,13,24]。

1.3　胃癌

胃癌（Gastric cancer, GC）是全球癌症相关死亡的第二大原因，在美国和西欧是第四位的原因。在过去的 60 年间，美国和西欧 GC 的发病率已经下降了 75%~85%，为每年(3~5)/100 000，但是日本（为其 5 倍）、中国、智利和东欧的发病率仍然很高[1,16-18]。影像学和内镜筛查已经降低了日本的 GC 死亡率[18,19,32]。西方国家通常进行机会性筛查和内镜监测。

1.3.1　胃癌风险增加

胃癌两种主要类型为肠型和弥漫型，肠型可形成腺样管状结构，弥漫型缺乏细胞黏附，以单个细胞扩散的方式在胃壁浸润生长。肠型更容易通过内镜检测到，生长速度较慢。出现以下症状需要做胃镜监测（表 1.4）。肠型胃 GC 前期病灶为重度慢性萎缩性胃炎（自身免疫性 A 型或幽门螺杆菌相关 B 型）并肠化生（IM）或者部分胃切除术后胆汁反流性残胃炎[12,18,19]。肠化生合并 HGIN 患 GC 的概率为 33%~85%[12]。常染色体显性遗传弥漫型 GC 患者需要基因诊断和预防性胃切除术[33]，因为弥漫型 GC 病灶很难发现，而监测的有效性尚未得到证实。

1.3.2　食管鳞状细胞癌

大多数国家食管上皮鳞状细胞癌（SCC）发病率相对较低，为每年每 10 万人 1.5~5 例，除了一些发病率较高的地区，比如中国的浑源县、新加坡和伊朗，可高达每年每 10 万人 140 例。因此内镜筛查不适用于所有人，内镜评分和监测推荐用于某些 SCC 高危人群[12,35,36]。

食管癌的遗传性尚缺乏证据，尽管有少数研究报道了 SCC 和 Barrett 食管的家族聚集性[34]。

1.3.2.1　食管鳞状细胞癌高危人群

男性患食管 SCC 的风险高于女性（为女性的 4 倍），尤其是长期吸烟和酗酒者（约为 25 倍）[34,35]，这些人 50 岁时即使没有明显的症状也可以开始进行内镜的监测[12]。另外，部分上消化道癌症是密切相关的。头颈部的 SCC 有 20% 的可能同时或不同时并发食管 SCC[36]，而后者有 10% 的可能不同时并发肠型胃癌。大约 10% 口咽部 SCC 同时或不同时表现出食管 SCC[37,38]，因此这些患者在接受治疗的同时需要进行口咽喉部、食管和胃的内镜监测。

由食管失弛缓、碱性损伤后状态或者慢性腐蚀（比如热饮）导致的食管黏膜持续性损伤是引起食管 SCC 高危的病变[39,40]。某些鳞状上皮的遗传性疾病是食管癌的高危因素，比如手掌和脚跖角化过度的胼胝症[41]。缺锌、缺硒、叶酸缺乏和食管感染地方性人类乳头瘤病毒都可能增加患食管 SCC 的风险[36,42-44]。SCC 的高危人群每 1~3 年需要进行内镜监测（见表 1.5）。

表 1.4　胃癌的高危人群[12,18-20,33]

高危因素	内镜监测	
	开始时间	间期（年）
(a) 肠型 GC		
1.伴 IM[a] 的 B 型萎缩性胃炎（H.p 阳性）	内镜评分后	至 H.p 清除
伴 IM[a] 的息肉样慢性胃炎	个体化监测	未知
2.伴 IM[a] 的 A 型慢性自身免疫性胃炎	内镜评分后	未知
3.胃肠上皮化生（IM[a]）	根据图像表现和活检结果 3 个月后复查	3 个月至 1 年
IM[a] 和低级别 IEN		
IM[a] 和高级别 IEN	确诊后 ESD 或外科手术	半年至 1 年至 H.p 清除
4.毕 II 式胃部分切除术（慢性胆汁反流性胃炎）	PGE 15 年后内镜评分	2~3 年
5.胃腺瘤（35% 恶性[17]）	EMR 或 ESD	1~3 年
6.FAP（胃/十二指肠切除术）和 HNPCC[12]	内镜和个体化评分后	6 个月至 3 年
(b) 弥漫型 GC		
7.遗传性弥漫型 GC（30%CDH1 突变）	基因诊断	预防性胃切除

美国消化道内镜学会（ASGE）的推荐[12]。
a.IM，肠化生。

表 1.5　食管癌的高危人群[12,35,37-41,44-46]

高危因素	内镜监测[12,45]	
	推荐开始时间	间期(年)
食管 SCC		
呼吸胃肠道 SCC(头颈部,肺部)	初次内镜检查时	未知
同时或异时性食管 SCC(占患者 10%)	个体化	未知
胃癌(双倍风险)	初次内镜检查时	未知
失弛缓症(约 14 年后 16 倍风险)	症状出现后 15 年	未知
腐蚀、辐射、碱性损伤结构	损伤后 10~15 年	1~3
部分胃切除术(PGE)(慢性胆汁反流性食管炎)	PGE 后 15 年	2~3
遗传性鳞状上皮疾病,如胼胝症	30 岁	1~3
乳头瘤病毒感染	(高危移民)	未知
食管或 GEJ 腺癌		
GERD 伴 Barrett 食管	见第 7 章	
饮酒或吸烟	初次内镜检查时	个体化
肥胖(腹型)	—	未知

1.3.3　食管或胃食管接合部腺癌

　　40 年来很罕见的食管和胃食管接合部(gastroesophageal junction,GEJ)腺癌的发病率在快速增长,这类腺癌目前是美国和西欧食管癌最主要的类型[1,45,47]。几乎所有这类腺癌都起源于 Barrett 食管,即柱状上皮伴或不伴有肠化生[47,48]。Barrett 食管的潜在原因是慢性胃食管反流病(GERD)[49],易感人群包括腹型肥胖者、有食管裂孔疝者,以及具有西方人饮食习惯(高热量、高脂、富含动物肉类,纤维含量低)的人[45,47]。胃部感染幽门螺杆菌可对抗腺癌,慢性 GERD 是最重要的危险因素,仅次于长期饮酒和吸烟[50]。

1.4　内镜筛查与监测的标准

　　内镜筛查和监测过程中检测到小病灶(<10mm)

和微小病灶(<5mm)取决于好的清洁度和胃肠道的准备,检查技术和内镜设备,操作医师的经验和责任心。为保证该诊断方式结果的质量,每个消化内镜中心都应该按照公认的标准（见下文）进行监控和评估并达到该标准。

　　内镜检查主要包括以下方面[51]:

(1)操作前

　　●适应证包括对不符合标准的指征的评判。

　　●获得患者知情同意(表 1.6),包括记录抗凝治疗情况。

　　●操作前病史、体格检查进行风险分级。

　　●期望达到的镇静程度。

(2)操作中

　　●监测患者病情并记录重要参数和药物。

　　●内镜下标志性部位图像和异常病变图像的记录。

表 1.6　诊断性结肠镜的风险

并发症	风险
出血	0.01%(息肉圈套切除术后 0.8%)
穿孔	0.01%(息肉圈套切除术后 0.06%)
死亡	<2/300 000 结肠镜

(3)操作后

  ● 出院小结(内镜报告单)。
  ● 患者注意事项（镇静和潜在的术后并发症）。
  ● 病理结果随访。
  ● 内镜中心记录副反应和并发症的情况。
  ● 与患者(满意度)及推荐医师沟通。
  ● 抗凝治疗方案。

1.4.1　结肠镜

大约 8% 被诊断为 CRC 的患者在过去 5 年内的结肠镜检查过程中从未发现过异常病变[52]。大小为 5~10mm 的腺瘤漏查率为 11%，体积小表面平坦的腺瘤或者小于 5mm 的恶性肿瘤也有一定的漏查率[52]。

1.4.1.1　肠道准备

肠道准备对诊断结果的准确性至关重要，检查前几天应该停止摄入含铁药物(引起黏膜色素沉着)、带种子的水果或面包。标准的准备应该是，在检查前一天晚上或者当天早上检查前 3~4 小时，先服用约 10mL 匹可硫酸钠溶液清空直肠，再在 60~90 分钟内服用 2~3L 聚乙二醇硫酸钠溶液(PEG-ELS)。我们推荐每升 PEG 溶液中再加入 5mL 二甲硅油溶液来清除结肠黏膜的黏液。最后一次服用清肠液应至少在检查之前 3 小时完成，这样能够保证麻醉镇静时胃处于排空状态。我们还建议在检查前要评估肠道准备情况(排出淡黄色、无渣粪便)。

1.4.1.2　检查

单人操作法需要解襻插镜，应该配备带有窄带成像技术(NBI)和 50 倍放大镜的结肠镜[53]。根据国内指南使用静脉注射镇静剂（咪达唑仑 0.7mg/kg）或丙泊酚麻醉。结肠镜报告必须包括盲肠末端、阑尾开口、回肠末端的图像。退镜前，需要静脉注射一种解痉药（丁溴东莨菪碱 10~20mg，有青光眼或单纯性前列腺增生的患者注射 1mg 胰高血糖素）。为了详细检查整个结肠黏膜表面包括近端的 haustral 褶皱，退镜时间应在 6 分钟以上，每个内镜中心每名操作医师所做的检查的质量指标都要记录下来并应该符合标准(表 1.7)。

内镜医师需要注意：

  ● 小或微小表面型病灶(0-Ⅱb，0-Ⅱc)。
  ● 黏膜颜色或表面结构的轻微改变(微红或白斑)。
  ● 不连续黏膜下或不规则黏膜血管的斑点。
  ● 进气或吸气时黏膜表面轮廓或 haustral 褶皱的改变。
  ● 持续性出血点。

出现这些改变时可用图像增强内镜进一步分析(见第 10 章)。

1.4.2　上胃肠道内镜

根据国内指南，上胃肠道内镜检查肿瘤应该在摄入一杯含蛋白酶或乙酰半胱氨酸的水 10~20 分钟之后进行，这样可以消除黏膜表面的黏

表 1.7　结肠镜检查的质量指标[8.9.48.51.52]	
质量指标	参数
盲肠插管	健康成年人(>97%)筛查>95%
	所有人>90%(图像采集)
腺瘤检出率	50 岁以上男性结肠镜>25%
	50 岁以上女性结肠镜>15%
退镜时间	>6 分钟(健康成年人筛查;记录)

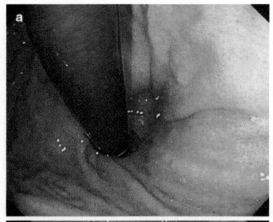

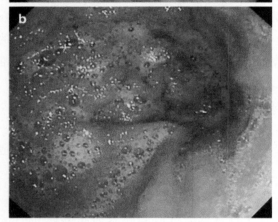

图 1.2　(a) 已用蛋白酶预处理和水枪冲洗后的胃体。(b) 未用蛋白酶预处理的胃体。即使用水枪冲洗黏膜,黏稠的黏液仍会在胃褶皱处形成泡沫状胶体,严重影响上皮表面结构的评估。(摘自 Oyama[54],经 Nankodo 有限公司许可使用)

液(比较图 1.2a,b),检查时,应根据各国指南进行深度静脉镇静。

注意

　　为了清除胃黏膜的黏液,患者应在内镜检查 10 分钟之前服用一杯含二甲硅油和蛋白酶的水 [0.25g 链霉蛋白酶 (Pronase®)/25mL 水,东京 Kaken Seiyaku 公司]。也可服用另一种混合剂,25mL 水中含 400mg N-乙酰半胱氨酸和 20mg 活性二甲硅油(均符合医药等级)。反复用水冲洗黏膜对于内镜下评估胃黏膜缺损和毛细血管形态十分必要[54]。

　　使用高分辨率的放大虚拟色素内镜 (如

NBI,FICE,i-Scan) 是保证黏膜病变诊断敏感性和准确性的标准检查方法。总的来说,小或微小肿瘤病变的检出取决于操作者的能力和内镜设备的质量。操作者应该遵循胃食管病变筛查的标准,发现的病灶必须通过放大 WLI、NBI 或色素内镜采集多幅图像来确定位置、大小和细微结构。为了准确地描述食管病灶的位置,需拉直内镜,找到左主支气管的压迹(距门齿 25~28cm 处,10~12 点方向)并使其与患者腹侧相一致。

　　美国消化内镜学会(ASGE)对 Barrett 食管(BE)和胃溃疡的胃镜监测质量要求进行了如下规范[12,45]:

　　①根据 Prague 分类(见第 7 章),通过对胃食管交界处和鳞柱状交界处的定位,测量 BE 距门齿的长度用厘米表示并进行分类。

　　②根据西雅图草案,对于图像增强 NBI 或染色内镜(加乙酸)下可疑 BE 的病变,必须取得足够的活检标本。

　　③对于已明确诊断的 BE,在四个象限每隔 2cm 取一次活检,并对可疑肿瘤病灶取定位活检,在 BE 出现异常结构时,需在四个象限每隔 1cm 取一次活检。

　　④胃溃疡性病变需取活检[12,17]。

　　日本对早期 Barrett 食管癌诊断策略是推荐用放大内镜(大于 60 倍)分析病变(类似于早期胃癌),对病灶活检进行诊断。日本胃镜对早期癌症的筛查比西方国家更为精确。在基本技术、技巧训练、系统性观察方面,我们推荐 Arakawa 主编的《胃肠道内镜参考手册》(*The Pocket Guide for GI Endoscopy*)。对病变的检查和分析在第 4 章及第 6~11 章中详细介绍。

　　活检术前的抗凝药清洗期见表 1.8。

1.4.2.1　预防性应用抗生素

　　胃肠道内镜不要求预防性使用抗生素,除非患者有严重免疫缺陷、心脏瓣膜置换、心脏瓣膜疾病或操作有高度感染的风险(比如胆管炎行

表 1.8　胃肠道色素内镜和虚拟色素内镜(NBI)		
药物	分类	清除时间
阿司匹林	血小板聚集抑制剂	7 天
盐酸噻氯匹定		7 天
替卡格雷		7 天
多烯酸乙酯		7 天以上
西洛他唑		4 天
阿加曲班		1 天
华法林钾	抗凝剂	7 天
尿激酶	溶栓剂	1 天
依诺肝素, paroxaparin	抗凝剂	1/2 天
利伐沙班	抗凝剂 (X 因子拮抗剂)	1 天
达比加群	抗凝剂 (Ⅱ 因子拮抗剂)	2 天 [a]

Anderson 等修订[57]。

a. 如果肾小球滤过率 (GFR) >80mL/min, 则为 24 小时；若 GFR 为 30~50mL/min, 则为 4 天。

ERC, PEG 置入术, 胃肠道囊性病变的 EUS-FNA, 食管静脉曲张结扎术)。在这些情况下, 推荐在内镜检查前 30~60 分钟静脉注射一次抗生素, 剂量(取决于患者个体耐受程度)如下：阿莫西林 2g, 或头孢唑林 1g, 或环丙沙星 500mg。ESD 术尚未有相关推荐用药, 但是高危人群应该在食管、胃或结肠 ESD 术前接受预防性应用抗生素。

(姚瑶　金震东　译)

参考文献

1. GLOBOCAN database, International Agency for Research on Cancer, WHO. http://globocan.iarc.fr/.
2. Boyle P, et al. World cancer report 2008. WHO Press; 2008.
3. Everett SM, et al. Early gastric cancer in Europe. Gut. 1997;41:142–50.
4. Morita S, et al. Outcome of pylorus-preserving gastrectomy for early gastric cancer. Br J Surg. 2008;95:1131–5.
5. Abe S, et al. Short- and long-term outcomes of endoscopic submucosal dissection for undifferentiated early gastric cancer. Endoscopy. 2013;45:703–7.
6. Gotoda T, et al. Endoscopic resection of early gastric cancer treated by guideline and expanded National Cancer Centre criteria. Br J Surg. 2010;97:868–71.
7. Saito H. Screening for colorectal cancer: current status in Japan. Dis Colon Rectum. 2000;43:S78–84.
8. Levin B, et al. Screening and surveillance for the early detection of colorectal cancer and adenomatous polyps, 2008: a joint guideline from the American Cancer Society, the US Multi-Society Task Force on Colorectal Cancer, and the American College of Radiology. Gastroenterology. 2008;134:1570–95.
9. Watanabe T, et al. Japanese Society for Cancer of the Colon and Rectum (JSCCR) guidelines 2010 for the treatment of colorectal cancer. Int J Clin Oncol. 2012;17:1–29.
10. Pox C, et al. S3-guideline colorectal cancer version 1.0. Z Gastroenterol. 2013;51:753–854.
11. Fletcher RH, et al. Screening patients with a family history of colorectal cancer. J Gen Intern Med. 2007;22:508–13.
12. Hirota WK, et al. ASGE guideline: the role of endoscopy in the surveillance of premalignant conditions of the upper GI tract. Gastrointest Endosc. 2006;63:570–80.
13. Vasen HF, et al. Familial colorectal cancer risk: ESMO clinical recommendations. Ann Oncol. 2009;20 Suppl 4:51–3.
14. Zauber AG, et al. Colonoscopic polypectomy and long-term prevention of colorectal-cancer deaths. N Engl J Med. 2012;366:687–96.

15. Center MM, et al. International trends in colorectal cancer incidence rates. Cancer Epidemiol Biomarkers Prev. 2009;18:1688–94.
16. Jemal A, et al. Cancer statistics, 2009. CA Cancer J Clin. 2009;59:225–49.
17. Hamashima C, et al. The Japanese guidelines for gastric cancer screening. Jpn J Clin Oncol. 2008;38:259–67.
18. Leung WK, et al. Screening for gastric cancer in Asia: current evidence and practice. Lancet Oncol. 2008;9:279–87.
19. Watabe H, et al. Predicting the development of gastric cancer from combining helicobacter pylori antibodies and serum pepsinogen status: a prospective endoscopic cohort study. Gut. 2005;54:764–8.
20. Lau M, et al. Noncardia gastric adenocarcinoma remains an important and deadly cancer in the United States: secular trends in incidence and survival. Am J Gastroenterol. 2006;101:2485–92.
21. Towler B, et al. A systematic review of the effects of screening for colorectal cancer using the faecal occult blood test, hemoccult. BMJ. 1998;317:559–65.
22. Sieg A, et al. Results of coloscopy screening in 200--n Internet-based documentation. Dtsch Med Wochenschr. 2006;131:379–83.
23. Winawer SJ, et al. Colorectal cancer screening: clinical guidelines and rationale. Gastroenterology. 1997;112:594–642.
24. Winawer S, et al. Colorectal cancer screening and surveillance: clinical guidelines and rationale-Update based on new evidence. Gastroenterology. 2003;124:544–60.
25. Johns LE, et al. A systematic review and meta-analysis of familial colorectal cancer risk. Am J Gastroenterol. 2001;96:2992–3003.
26. Dunlop MG. Guidance on gastrointestinal surveillance for hereditary non-polyposis colorectal cancer, familial adenomatous polyposis, juvenile polyposis, and Peutz-Jeghers syndrome. Gut. 2002;51 Suppl 5:V21–7.
27. Giardiello FM, et al. Very high risk of cancer in familial Peutz-Jeghers syndrome. Gastroenterology. 2000;119:1447–53.
28. Farraye FA, et al. AGA technical review on the diagnosis and management of colorectal neoplasia in inflammatory bowel disease. Gastroenterology. 2010;138:746–74. 774 e741-744; quiz e712-743.
29. Rutter MD, et al. Thirty-year analysis of a colonoscopic surveillance program for neoplasia in ulcerative colitis. Gastroenterology. 2006;130:1030–8.
30. Dove-Edwin I, et al. Prevention of colorectal cancer by colonoscopic surveillance in individuals with a family history of colorectal cancer: 16 year, prospective, follow-up study. BMJ. 2005;331:1047.
31. Itzkowitz SH, et al. Consensus conference: colorectal cancer screening and surveillance in inflammatory bowel disease. Inflamm Bowel Dis. 2005;11:314–21.
32. Lee KJ, et al. Gastric cancer screening and subsequent risk of gastric cancer: a large-scale population-based cohort study, with a 13-year follow-up in Japan. Int J Cancer. 2006;118:2315–21.
33. Huntsman DG, et al. Early gastric cancer in young, asymptomatic carriers of germ-line E-cadherin mutations. N Engl J Med. 2001;344:1904–9.
34. Engel LS, et al. Population attributable risks of esophageal and gastric cancers. J Natl Cancer Inst. 2003;95:1404–13.
35. Kuwano H, et al. Guidelines for diagnosis and treatment of neoplasias of the esophagus. April 2007 edition: part I. Edited by the Japan Esophageal Society. Esophagus. 2008;5:61–73.
36. Ribeiro Jr U, et al. Risk factors for squamous cell carcinoma of the oesophagus. Br J Surg. 1996;83:1174–85.
37. Erkal HS, et al. Synchronous and metachronous squamous cell carcinomas of the head and neck mucosal sites. J Clin Oncol. 2001;19:1358–62.
38. Ina H, et al. The frequency of a concomitant early esophageal cancer in male patients with oral and oropharyngeal cancer. Screening results using Lugol dye endoscopy. Cancer. 1994;73:2038–41.
39. Appelqvist P, et al. Lye corrosion carcinoma of the esophagus: a review of 63 cases. Cancer. 1980;45:2655–8.
40. Sandler RS, et al. The risk of esophageal cancer in patients with achalasia. A population-based study. JAMA. 1995;274:1359–62.
41. Stevens HP, et al. Linkage of an American pedigree with palmoplantar keratoderma and malignancy (palmoplantar ectodermal dysplasia type III) to 17q24. Literature survey and proposed updated classification of the keratodermas. Arch Dermatol. 1996;132:640–51.
42. Abnet CC, et al. Zinc concentration in esophageal biopsy specimens measured by x-ray fluorescence and esophageal cancer risk. J Natl Cancer Inst. 2005;97:301–6.
43. Mark SD, et al. Prospective study of serum selenium levels and incident esophageal and gastric cancers. J Natl Cancer Inst. 2000;92:1753–63.

44. Shuyama K, et al. Human papillomavirus in high- and low-risk areas of oesophageal squamous cell carcinoma in China. Br J Cancer. 2007;96:1554–9.
45. Spechler SJ, et al. American Gastroenterological Association medical position statement on the management of Barrett's esophagus. Gastroenterology. 2011;140:1084–91.
46. Oettle GJ, et al. Esophagitis in a population at risk for esophageal carcinoma. Cancer. 1986;57:2222–9.
47. El-Serag HB, et al. Epidemiological differences between adenocarcinoma of the oesophagus and adenocarcinoma of the gastric cardia in the USA. Gut. 2002;50:368–72.
48. Buttar NS, et al. Extent of high-grade dysplasia in Barrett's esophagus correlates with risk of adenocarcinoma. Gastroenterology. 2001;120:1630–9.
49. Lagergren J, et al. Symptomatic gastroesophageal reflux as a risk factor for esophageal adeno-carcinoma. N Engl J Med. 1999;340:825–31.
50. Gray MR, et al. The role of smoking and alcohol in metaplasia and cancer risk in Barrett's columnar lined oesophagus. Gut. 1993;34:727–31.
51. Faigel DO, et al. Quality indicators for gastrointestinal endoscopic procedures: an introduction. Am J Gastroenterol. 2006;101:866–72.
52. Kudo S, et al. The problem of de novo colorectal carcinoma. Eur J Cancer. 1995;31A:1118–20.
53. Okawa K, et al. Colonoscopy. In: Arakawa T editor. Learning skills for gastrointestinal endos-copy. Basic knowledge and strategies: lessons from Japan. Tokyo: The Asahi Shimbun Company; 2006. p. 96–117.
54. Oyama T. Endoscopic diagnosis of gastric adenocarcinoma for ESD. Tokyo: Nankodo Co., Ltd.; 2010.
55. Oyama T. Diagnostic strategies of superficial Barrett's esophageal cancer for endoscopic sub-mucosal dissection. Dig Endosc. 2013;25 Suppl 1:7–12.
56. Uchido T, et al. Esophagogastroduodenoscopy. In: Arakawa T editor. Learning skills for gas-trointestinal endoscopy. Basic knowledge and strategies: lessons from Japan. Tokyo: The Asahi Shimbun Company; 2006. p. 18–40.
57. Anderson MA, et al. Management of antithrombotic agents for endoscopic procedures. Gastrointest Endosc. 2009;70:1060–70.
58. Banerjee S, et al. Antibiotic prophylaxis for GI endoscopy. Gastrointest Endosc. 2008; 67:791–8.

第 2 章

早期黏膜肿瘤的组织病理学：胃肠道形态学上的肿瘤发生

Daniel Neureiter, Tobias Kiesslich

2.1 前言

关于早癌的概念，日本学者认为，能够通过手术切除治愈的癌即为早癌。近年来，消化道早癌越来越趋于通过内镜或显微镜下形态学的改变来界定[1-3]。通常情况下，早癌是指没有或仅有微小的黏膜下浸润的黏膜癌，其淋巴结转移的可能性很小，R0切除的治愈率>90%。

日本专家认为，病灶的内镜下的表现特征与其组织病理学形态关系密切。组织病理学结合立体显微镜和图像增强内镜（IEE）的应用，已经将高分化癌和癌前病变的黏膜表面与非肿瘤性黏膜病变改变区别开来。高分化的早期黏膜病变，比如结肠部位，通常显示出清晰的病灶边缘以及黏膜上皮表面膜毛细血管结的一些典型改变[4,5]。另外，像结肠、胃和食管肿瘤[4,6-9]也存在着一些特定的形态学改变，所以内镜医生必须熟悉这些不同的癌性病灶和癌前病变的形态改变。

关于高级别上皮内异形增生和黏膜癌，西方国家和日本在分类标准上存在差异[10,11]。所以依照日本的标准，通过大体和显微镜的国际上的分类方法，这一差异通过在维也纳消化道上皮肿瘤分类[12]基础上发展而来的巴黎消化道上皮肿瘤

分类共识而得到解决[6]。按照这个分类标准，消化道早期癌和癌前病变有了更为准确的界定。

2.1.1 巴黎消化道上皮肿瘤分类方法及肿瘤的恶性潜能

2.1.1.1 黏膜恶性肿瘤分类

黏膜恶性肿瘤的国际分类标准（内镜分类见图4.4）参照了维也纳分类标准的组织学定义（表2.1）。关于高级别上皮内瘤变（HGIN）和原位癌（T0m1）的分类标准，日本和西方的病理学界仍然存在一定的差异。西方认为癌症的诊断标准是活检病理证明肿瘤已浸润至黏膜固有层，而日本认为癌的诊断标准依赖于组织和细胞的异型性（包括细胞核形态特征和上皮内腺管结构）（表2.2）。所以，在日本高达50%的原位癌在西方可能诊断为HGIN[10,11]。但是，通过单纯的活检，日本的病理学家更为准确地预报了整块切除的肿瘤的分类，这是因为绝大多数的胃部HGIN就是癌[11]。早期的恶性病变是否应该整块切除是不存在疑议的，因为无论是HGIN还是原位癌均需要整块切除[1,3,6]。但是，关于低级别和高级别上皮内瘤变之间的界定标准仍然存在细微的差别，决定病灶的分类主要还是取决于病理学家的个

表 2.1　消化道上皮内瘤变的维也纳分类标准[12]

分类	描述	日本观点
1	无瘤变或异型增生	a
2	不确定的瘤变或异型增生	a
3	非浸润性的低级别瘤变(低级别腺瘤/异型增生)	a
4	非浸润性的高级别瘤变	
	4.1 高级别腺瘤/异型增生	非浸润癌 c
	4.2 非浸润性癌(原位癌)b	
	4.3 疑似浸润性癌	a
5	浸润性瘤变	
	5.1 黏膜内癌 d	a
	5.2 黏膜下癌及以下	a

a.一致。

b.非浸润:无明显浸润。

c.按照日本不典型增生标准,高级别腺瘤或异型增生可以被认为是非浸润癌。

d.黏膜内浸润即浸润至黏膜固有层或黏膜肌层。

人经验[3, 6, 10]。

2.1.1.2　恶性潜能

淋巴结转移的可能性是由组织学分级和 T1 期癌的黏膜下浸润深度,以及大体分型和胃肠道的解剖位置共同决定的。

高分化型黏膜癌表现出一个相对有结构的并且浸润性连续生长的模式:腺体排列拥挤、分支紊乱、出芽生长,与正常组织有明显分界,这在内镜下显示为肿瘤有边界清晰。上皮细胞层极性

结构的相对缺失、核/浆比的增加、肿瘤上皮细胞层的大量增长(与正常上皮和黏膜的比较)改变了黏膜肿瘤的表面形态,这种改变的黏膜形态可以在 IEE 下观察到。聚集性生长的肿瘤一旦发生广泛的黏膜下浸润,腺管的表面结构(分化型黏膜癌最为典型)就会发生破坏,显微镜下或者增强内镜下都可以看到高度不规则甚至无结构的(不确定型)表面形态。另外,分化型黏膜癌的黏膜下浸润需要肿瘤新生血管生成,即在增强模式下在黏膜固有层看到的不规则微血管,这也在

表 2.2　日本结直肠腺瘤和分化型癌的诊断标准[13]

异型增生标准		正常	腺瘤	高分化腺癌 低级别	高分化腺癌 高级别
细胞异型性	细胞核大小(μm)	4.5×1.5	→		≤20×10
	染色质(紫罗兰)	斑点	→		亮粗线
	细胞核极性	基本的	→		无极性
	核腺比	低	→		高
	核胞比	0.15~0.3	→		0.5~0.9
结构异型性	腺体结构	管状	管状/绒毛状 ±分支	管型绒毛状 ±斑点,分支	管型绒毛状 和筛状
	结构异型性指数	正常	→		

切除的早癌标本中通过免疫组化得到证实,与增强模式下看到的图像特征是一致的[1, 3, 5, 14]。

淋巴结转移的可能性会随着高分化早期癌的浸润深度增加而增加[2, 3, 15]。早癌浸润深度与淋巴结转移的关系已经通过大量外科手术病例中获得的数据得到证实[2, 15-21](见表2.3)。为了评估高分化早期癌的局部淋巴结转移风险,结肠癌的T1期病变被认为是低风险的情况包括:G1/G2、无淋巴血管浸润(L0)、无黏膜下血管浸润(V0)、黏膜下浸润深度<1000μm,被认为是高风险的情况包括:"肿瘤出芽"[浸润性肿瘤前(ITF)出现孤立的肿瘤细胞]、黏膜下浸润深度≥1000μm、淋巴或血管有浸润、G3/G4[15]。

内镜形态(巴黎分类,图4.2)是另一个可以评估早期癌淋巴和(或)血管转移风险的指标[1-4, 15],这是由于它极可能反映了肿瘤形成的形态异型性和分子途径(对照2.2节的结肠癌的发生途径)。

分化较差或未分化的早期癌(G3/G4)有以下特点:缺乏细胞间的黏着、不连续的生长模式、与肿瘤细胞高速增殖有关的高核浆比、细胞生物水平的高转移潜能(例如,失巢凋亡现象)。与高分化的黏膜早癌相比,分化差的上皮内早期癌常

有淋巴管和血管的浸润,且与高分化的黏膜癌相比较具有相当高的淋巴结转移率[2, 15, 17]。局部淋巴结转移的风险在分化差的早期胃癌中明显增加,且超过边缘的20mm[2,17]。而且,未分化黏膜癌的边缘欠清楚,上皮表面结构由于未分化细胞的浸润也模糊不清,放大内镜NBI下的黏膜固有层的微血管形态也十分不规则。

基于大量早期消化道癌的外科切除标本的组织病理学研究,通过内镜下早癌病灶整块切除并获得边缘阴性的可治愈性可通过病灶的组织学特点、横向尺寸、黏膜下浸润深度、有无淋巴血管浸润,以及消化道的解剖位置来进行操作前评估(见表2.4)。放大内镜是通过观察表面微结构及微血管形态的改变,来评估早癌病灶内镜下切除是否可做治愈性整块切除(适应证标准,见第3章和第6~10章内容)。

2.2 结肠肿瘤病变的特点

结肠镜下大多数隆起和扁平的病变根据组织形态学常常归类为腺瘤或增生性病变,见图2.1。严格来说,增生性病变是非肿瘤性的,而与

表2.3 通过黏膜下浸润范围(μm)评估黏膜癌的淋巴结转移风险性

癌	浸润深度	淋巴结转移率
食管[3, 16, 18, 20, 21]		
鳞癌(0-Ⅱ;G1,G2)	m1	0%
L0,V0,d<5 cm,无溃疡,cN0	m3(黏膜肌层)	8%
	sm1(200 μm< d <5 cm)	4.2%
全部	sm1(<200 μm)	17%
腺癌(Barrett食管)	pT1m	1.9%(CI 1.2%~2.7%)
	pT1sm	21%
胃(L0,V0)[2,17]		
肠型腺癌 G1-G2	pT1m(d<30mm)	0%(CI 0%~0.3%)
	pT1sm1(<500μm)	0%(CI 0%~2.5%)
未分化腺癌 G3-G4	pT1m(d<20mm,无溃疡)	<1%(CI 0%~2.6%)
结肠[1,19](G1/G2,L0,V0)		
腺癌 0-Ⅱ	pT1(sm<1000μm)	1.4%(0~5%)
腺癌 Ip	pT1(Ip-head,sm<3000μm)	0%

表 2.4　食管、胃和结直肠内镜下切除的治愈标准	
器官	整块切除的根治标准
A.胃	1.指南标准
	m-ca,diff.类型,ly (−),v (−),Ul (−),≤2 cm
	2.扩展标准
	m-ca,diff.类型,ly (−),v (−),Ul (−),任何>2 cm
	m-ca,diff.类型,ly (−),v (−),Ul (+),≤3 cm
	sm 1-ca（浸润深度<500 μm）,diff.类型,ly (−),v (−)
	m-ca,未分化型（G3）,ly (−),v (−),Ul (−),<2 cm
B.食管	1.指南标准
（鳞状上皮病变）	①pT1a-EP-ca,②pT1a-LPM-ca
	2.扩展标准
	pT1a-MM-ca,ly (−),v (−),diff. 类型,膨胀性生长,ly (−),v (−)
	cT1b/sm-ca（浸润深度<200 μm）,ly (−),v (−),浸润性生长
	膨胀性,diff. 类型,ly (−),v (−)
C.结直肠	1.指南标准
	m-ca, diff.类型,ly (−),v (−)
	sm-ca（<1000 μm）,diff.类型,ly (−),v (−)

修改自 Toyonaga 等[22]。

m:黏膜,ca:癌,diff:分化,ly:淋巴浸润,v:血管浸润,Ul:溃疡,sm:黏膜下,EP:上皮,LPM:黏膜固有层,MM:黏膜肌层。

其形态相似的锯齿状腺瘤却和息肉样腺瘤一样是癌前病变。

　　肿瘤发生的形态学观点主要是经典的 "息肉—癌的顺序"[23]，但在结肠至少还有其他四种 "癌前病变—癌" 的发生路径，即：凹陷型瘤变路径、遗传性非息肉病性结直肠癌路径（HNPCC）、锯齿状腺瘤路径、溃疡性结肠炎及克罗恩病的 "炎症—异型增生（DALM）—肿瘤路径" [1,4,7, 23 - 27]（表 2.5）。

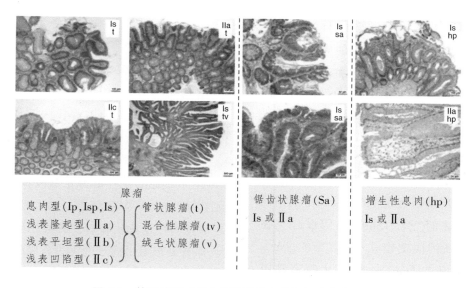

图 2.1　结肠腺瘤或增生性黏膜病变的组织形态学变化。

表 2.5 结直肠癌形态发生途径		
浅表性肿瘤	CRC 风险评估	CRC 癌前病变评估
1.经典腺瘤		
息肉样(0–Ip,s)		
远侧>近侧	10 年	
CIN(LoH,kRAS,APC)	15%~30%	60%
2.锯齿状腺瘤		
锯齿状息肉(kRAS),远侧	5 年	
锯齿状腺瘤(BBAF),近侧	60%	约 10%
CIN(kRAS)		
MSI+++(BRAF,CIMP)		
3.凹陷型 NpI 0–Ⅱc	1~5 年	25%~30%
"从头发生的癌"	75%	
近侧>远侧		
MSI+++		
4.HNPCC 腺瘤		
扁平型腺瘤 0–Ⅱa/b/c	1~5 年	约 5%
近侧(70%)>整个结肠	40%~80%	
MSI+++(MLH mut,CIMP)		

依据参考文献 [1, 4, 6, 7, 26,28]。

2.2.1 经典的腺瘤性息肉—癌路径

结肠部位的息肉最早在 1972 年进行过圈套治疗,组织学观察发现了"腺瘤性息肉—异型增生—癌"的发展过程[29],并被 Vogelstein 等[23]进一步解释为肿瘤发生的分子路径。另外,由于结肠镜的筛查和内镜下息肉切除术的应用,目前结直肠癌(CRC)的发生率大大地降低了[30]。这也促使了结肠镜筛查在美国和西方国家的应用。Kudo等[4]和 Uraoka 等[31]通过内镜的观察认为直径超过 10mm 的独立的表浅生长的腺瘤(即侧向发育型肿瘤,LST)需要进行内镜下治疗。

2.2.2 平坦或凹陷型结肠腺瘤—癌路径

绝大多数进展期结直肠癌或许是由非息肉性癌前病变发展而来的[1,4,32,33]。Shimoda 等报道[33],在"凹陷型瘤变—癌"演变模式中,微小的"从头发生"的癌仅仅有 2~5mm 大小,却大都有黏膜下浸润。在 1000 多例结肠肿瘤病例中,他们诊断出 71 例癌,其中 78%是由非息肉性癌前病变产生的,22%是由息肉性腺瘤发展而来的。75 个癌瘤中有 10 个是小于 5mm 的微小凹陷型癌并没有腺瘤样区域,但它们全都有黏膜下浸润。凹陷型(0–Ⅱc)结直肠癌相对于非凹陷型病灶(0–Ⅱab),往往处于更晚期[4,6]。所以,凹陷型肿瘤更有可能进展为恶性,其转变为恶性的时间更短。

2.2.3 锯齿状腺瘤—癌路径

无蒂锯齿状腺瘤内镜下的表现和腺凹形态(Ⅱ型)类似于增生性息肉,然而息肉样(普通)锯齿状腺瘤主要表现为腺瘤样腺凹形态 (ppⅢL/Ⅳ)[26,32]。这些病变都是癌前病变,是通过锯齿状路径恶变成腺癌 [7,25,26,32,34]。接近 8%的结直肠癌和 18%的近端结直肠癌起源于锯齿状路径,该路径顺序为:增生异常隐窝灶→增生性息肉(HP)或无蒂/息肉样锯齿状腺瘤 (SSA/TSA)→混合型息肉(伴有异形增生病灶的锯齿状腺瘤)→癌[32]。无蒂锯齿状腺瘤主要位于近端结肠,普通息肉样锯齿状腺瘤 60%以上在左半结肠[26,32]。锯齿状腺瘤恶变频率是经典息肉样腺瘤的两倍。分子学研究发现，锯齿状息肉是Ⅰ型 CRC（CIMP-high/MSI-high/BRAF 突变）和Ⅱ型 CRC（CIMP-high/MSI-low/MSS/BRAF 突变）的癌前病变[7,35]。

2.2.4　遗传性非息肉病性结肠癌路径

遗传性非息肉病性结肠癌（HNPCC）70%位于右半结肠,30%在结肠各部位存在其癌前病变,表现为非息肉型腺瘤(0-Ⅱa,0-Ⅱb),并伴有绒毛样结构和高级别瘤变,以及黏液性分化[36-42]。通过结肠镜检查的观察,非息肉性腺瘤的检出率大约为每个病人 1.1 个[37,39]。近端的 HNPCC 比远端的更易进展为高级别瘤变[42]。这些非息肉性腺瘤中有较大一部分将快速进展为微卫星高度不稳定性(MSI-high)或染色体不稳定性(MS 稳定)的CIMP 阴性的癌[7,43]。

2.2.5　溃疡性结肠炎中异型增生性病变或肿块(DALM)—癌路径

有溃疡性结肠炎和结肠型克罗恩病的患者可以存在 3 种不同类型的肿瘤性病变:散发性腺瘤（或腺瘤样 DALM）、非腺瘤样 DALM 和平坦型异型增生[44]。

散发性息肉主要发生于溃疡性结肠炎(或结肠型克罗恩病)没有炎症累及的肠段,且周围平坦黏膜无异形增生（Pit pattern 分型Ⅰ型或Ⅱ型）。与散发性腺瘤表现相似的病变发生在有炎症累及但无异形增生的黏膜上则为隆起型"腺瘤样 DALM"[45]。这两种病变发生异型增生和恶变风险低(0%~4.6%),是内镜下切除的适应证[46]。

DALM 是隆起型异型性病变伴周围平坦黏膜的异型性增生(Pit pattern 分型ⅢL,Ⅳ,Ⅴ型),又称为非腺瘤性 DALM。根据炎症—异型增生—癌的变化原理[24,47],这就是"区域性癌变缺陷",在慢性 UC 和结肠型克罗恩病患者中可能有高达38%~85%的可能发生同时性癌或异时性癌[24,47]。对于溃疡性结肠炎的非腺瘤样 DALM,建议行部

分/全结肠切除术[44]。

平坦型异型增生表现为 0-Ⅱb-c 型的病变,有时在慢性炎性黏膜中难以辨认。42%~67%的高级别瘤变(HGD)患者已存在癌变[44,47]。所以推荐对于平坦型高级别瘤变行结肠切除术,以预防同时性癌或异时性癌[44]。

一个关于平坦型低级别瘤变(LGD)的前瞻性研究发现,只有 3%的病变初始就合并 CRC,10%的病变在 10 年内会进展为结直肠癌[48]。但是,最近一个 meta 分析(477 名患者)发现,平坦型低级别瘤变病例中 22%会发生同时性癌,33%~53%在 5 年内可发展为进展期肿瘤（CRC 或HGD）[49]。

2.3　胃癌的特点

90%的胃腺癌是散发的,另外 10%是遗传性的。后者至少有 3 种形式:家族性弥漫性胃癌（FDGC）、家族性肠型胃癌（FIGC）、遗传性弥漫性胃癌（HDGC）,是由编码细胞黏附蛋白E-cadherin 的 CDH1 基因突变引起的[50]。胃癌的两个主要的组织学类型:①肠型,镜下可见腺管样结构形成(组织学分级主要为 G1/G2);②弥漫型,细胞黏附力差,以单个癌细胞扩散的形式浸润胃壁(G3)（图 2.2)[8,51,52]。

2.3.1　肠型胃腺癌

肠型胃腺癌有两个主要的组织学表型:肠源表型和胃源表型[9,53]。典型的肠源表型胃腺癌常见于慢性萎缩性胃炎患者(A 型自身免疫性胃炎或幽门螺杆菌引起的 B 型胃炎),经过不成熟的肠化生变成平坦或腺瘤样的上皮内瘤变,最后发展为有腺体形成的肠型胃癌[9,53,54],这种类型的胃癌常可见生长的实体肿瘤但较少浸润。伴有高级别上皮内瘤变的肠上皮化生有 33%~85%可能演变成胃癌[55]。极少一部分癌变由散发性胃腺瘤发展而来,这种腺瘤有 35%伴有癌灶[55]。

肠型早期胃癌有各种不同的内镜下表现类型

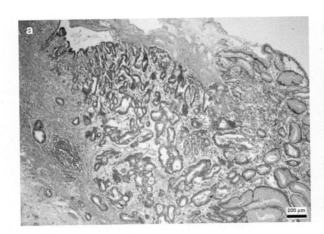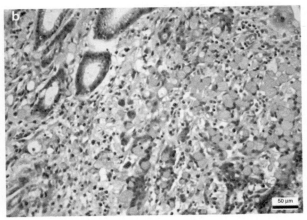

图2.2　(a)肠型胃腺癌的典型组织形态学特征。(b)弥漫型/印戒细胞胃腺癌的典型组织形态学特征。图中肠型胃癌规则的腺管结构和弥漫型胃癌弥散分布的癌单元显示出其不同的生长模式。

(0–Ⅰp/s,0–Ⅱa/b/c,0–Ⅲ)。息肉样腺瘤在胃癌的癌前病变中不是特别重要,因为5%以下的胃癌是起源于0–Is腺瘤。0–Is型胃癌黏膜下浸润的风险高,0–Ⅱc型胃癌黏膜下浸润的风险更高[6]。胃癌黏膜下浸润深度<500μm(Ly0,V0),淋巴结转移的风险<5%,但浸润深度达sm2>500μm时,淋巴结转移的风险则高达21%[2,17]。

2.3.2　胃型胃腺癌

胃型胃腺癌常伴有微卫星不稳定性,是从非化生胃上皮即"从头发生"或从幽门黏液腺的小腺瘤发展而来[54,56]。胃型分化型癌占早期胃癌的8%~24%,通常是边界模糊、表面不褪色的Ⅱb或Ⅱc型病灶[53]。这种胃癌较肠型胃腺癌体积大,并更容易出现黏膜下浸润[9,53,54]。进展期胃型和肠型癌经常是多表型的,并且局部呈弥漫性生长,这主要是由E-cadherin基因CDH1失活,如双等位基因甲基化导致的[54]。

2.3.3　弥漫型或印戒型胃腺癌(De Novo胃癌)

早期弥漫型胃腺癌病灶常表现为表浅平坦型(0–Ⅱb型)或表浅凹陷型(0–Ⅱc型),此类型病灶在黏膜及黏膜以下可见癌细胞弥漫性浸润,这些癌细胞具有高度的细胞异型性(组织学分级大

多为G3)[6,57]。微小弥漫型胃腺癌(直径<5mm)难以被观察到,常常表现为胃黏膜上的微小淡斑[57]。

2.3.4　遗传弥漫性胃腺癌(HDGC)

在60岁以下受试者中发现此癌(由CDH1种系突变引起)的起源是同步多灶性的,而且肿瘤病灶是很难发现的。所以在疑似病例中,诊断必须建立在分子遗传学基础上。有遗传缺陷的患者应当预防性地行胃切除术[50]。

2.4　食管肿瘤性病变特点

食管癌的类型包括:鳞状细胞癌和Barrett食管柱状细胞来源的腺癌(CLE)(图2.3)。无论哪种类型,食管上皮的慢性炎症都是诱因。

慢性食管炎—异型增生—癌的肿瘤发生机制,一开始是由多种有害因素导致的,后来其主导因素是胃食管反流中的胃酸、蛋白酶和胆汁[58]。

2.4.1　柱状上皮异型增生—癌路径(Barrett癌)

慢性糜烂性反流性食管炎的黏膜愈合是由柱状上皮化生完成的,并最终引起了异型增生[59]。引起柱状上皮化生的其他因素是过度吸烟和饮酒[58]。几乎所有食管远端和胃食管交界处的腺癌都起

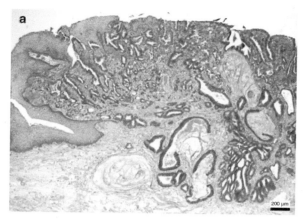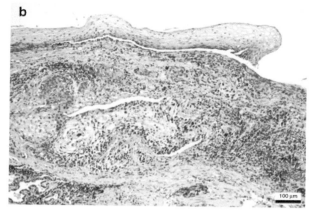

图 2.3　(a)Barrett 食管癌的组织形态和(b)食管鳞状细胞癌的组织形态分别显示:(a)Barrett 食管的非典型腺管,(b)具有鳞状上皮延伸和角蛋白珠的不规则的鳞状细胞巢。

源于 Barrett 食管上皮,并通过"肠化生—异型增生—原位癌"顺序发展而来。Wnt-β-catenin 路径的激活和 p53 基因突变参与了大部分早期食管癌的发生与发展[60]。低级别瘤变可以逆转恢复成正常上皮,也可以进展为高级别上皮内瘤变(HGIN),其中 30% 的 HGIN 有癌灶[60]。Barrett 食管中难以观察到的扁平病灶(0-Ⅱa-c)是肿瘤病变最常见的大体类型[6](参见第 7 章)。

2.4.2 鳞状上皮细胞异型增生—癌路径

慢性食管炎是由多种刺激因子刺激鳞状上皮产生的,刺激因子包括:腐蚀性损伤(烫的饮料和食物)、长期酒精刺激、烟草刺激、营养缺乏(维生素 A,B_1-B_6,C;锌)、慢性病毒感染(比如:人乳头状瘤病毒)[55,58]。慢性炎症合并致癌因素导致了鳞状上皮异型增生。上皮的不典型增生被分为低、中、重度 3 个级别[10]。

早期病灶,如明显的上皮内肿瘤(HGIN)或原位癌,表现为红色斑点、小灰白斑、黏膜隆起样斑块[3,61]。这些病变中接近半数位于食管的上 1/3 和下 1/3,接近 10% 是多发病灶的[3,6,62]。其绝大多数是高分化或中分化的鳞状细胞癌(G1/G2),但由于食管较薄的黏膜下层有丰富的淋巴血管,早期局部扩散的风险是很高的[3]。

2.5　黏膜标本的处理

切除的标本需要延展定位后送往病理实验室,用大头针包埋在一个软木板或橡胶板上(每 1.5mm 钉一个大头钉,距离标本边缘 0.5mm),并浸渍 4% 的甲醛溶液。推荐将标本切成 2mm 厚的薄片在显微镜下连续观察[3]。

标本(EMR 整块或 ESD)必须评估:

- 肉眼类型和亚型。
- 低、高级别上皮内瘤变或癌。
- 标本切除边缘的完整性。
- 超过黏膜肌层的任何黏膜下浸润。

根据病理报告确定局部切除后的安全性,以及是否需要追加外科手术:

- 定性标准(肿瘤分级、淋巴血管浸润、肿瘤出芽生长、筛状结构)。
- 定量标准(黏膜下浸润的幅度和深度)。

如上所述,浸润深度与淋巴结转移相关联(表 2.1)[1-3]。如果肿瘤浸润部位中可以准确判断出黏膜肌层的结构,黏膜下浸润的定量测量就从黏膜肌层的下限开始。切除标本的严格分析给治疗性内镜提供了一个很好的疗效评价标准,既能避免非肿瘤性病变的外科手术,又能避免已有黏膜下浸润肿瘤的内镜治疗(R1/R2)。

(唐健　刘枫　译)

参考文献

1. Fujimori T, et al. Pathological diagnosis of early colorectal carcinoma and its clinical implications. Digestion. 2009;79 Suppl 1:40–51.
2. Gotoda T, et al. Incidence of lymph node metastasis from early gastric cancer: estimation with a large number of cases at two large centers. Gastric Cancer. 2000;3:219–25.
3. Takubo K, et al. Early squamous cell carcinoma of the oesophagus: the Japanese viewpoint. Histopathology. 2007;51:733–42.
4. Kudo S, et al. Colonoscopic diagnosis and management of nonpolypoid early colorectal cancer. World J Surg. 2000;24:1081–90.
5. Tanaka S, et al. Aim to unify the narrow band imaging (NBI) magnifying classification for colorectal tumors: current status in Japan from a summary of the consensus symposium in the 79th Annual Meeting of the Japan Gastroenterological Endoscopy Society. Dig Endosc. 2011;23 Suppl 1:131–9.
6. The Paris endoscopic classification of superficial neoplastic lesions: esophagus, stomach, and colon: November 30 to December 1, 2002. Gastrointest Endosc. 2003;58:S3–43.
7. Jass JR. Classification of colorectal cancer based on correlation of clinical, morphological and molecular features. Histopathology. 2007;50:113–30.
8. Lauren P. The two histological main types of gastric carcinoma: diffuse and so-called intestinal-type carcinoma. An attempt at a Histo-Clinical classification. Acta Pathol Microbiol Scand. 1965;64:31–49.
9. Yamazaki K, et al. Tumor differentiation phenotype in gastric differentiated-type tumors and its relation to tumor invasion and genetic alterations. World J Gastroenterol. 2006;12:3803–9.
10. Schlemper RJ, et al. Differences in the diagnostic criteria used by Japanese and Western pathologists to diagnose colorectal carcinoma. Cancer. 1998;82:60–9.
11. Schlemper RJ, et al. Differences in diagnostic criteria for gastric carcinoma between Japanese and western pathologists. Lancet. 1997;349:1725–9.
12. Schlemper RJ, et al. The Vienna classification of gastrointestinal epithelial neoplasia. Gut. 2000;47:251–5.
13. Kudo S, editor. Early colorectal cancer. Detection of depressed types of colorectal carcinoma. Tokyo: IGAKU-SHOIN Ltd; 1996.
14. Hirata M, et al. Evaluation of microvessels in colorectal tumors by narrow band imaging magnification. Gastrointest Endosc. 2007;66:945–52.
15. Ueno H, et al. Risk factors for an adverse outcome in early invasive colorectal carcinoma. Gastroenterology. 2004;127:385–94.
16. Dunbar KB, et al. The risk of lymph-node metastases in patients with high-grade dysplasia or intramucosal carcinoma in Barrett's esophagus: a systematic review. Am J Gastroenterol. 2012;107:850–62; quiz 863.
17. Hirasawa T, et al. Incidence of lymph node metastasis and the feasibility of endoscopic resection for undifferentiated-type early gastric cancer. Gastric Cancer. 2009;12:148–52.
18. Holscher AH, et al. Prognostic impact of upper, middle, and lower third mucosal or submucosal infiltration in early esophageal cancer. Ann Surg. 2011;254:802–7; discussion 807–8.
19. Kitajima K, et al. Correlations between lymph node metastasis and depth of submucosal invasion in submucosal invasive colorectal carcinoma: a Japanese collaborative study. J Gastroenterol. 2004;39:534–43.
20. Stein HJ, et al. Early esophageal cancer: pattern of lymphatic spread and prognostic factors for long-term survival after surgical resection. Ann Surg. 2005;242:566–73; discussion 573–5.
21. Tajima Y, et al. Histopathologic findings predicting lymph node metastasis and prognosis of patients with superficial esophageal carcinoma: analysis of 240 surgically resected tumors. Cancer. 2000;88:1285–93.
22. Toyonaga T, et al. Principles of quality controlled endoscopic submucosal dissection with appropriate dissection level and high quality resected specimen. Clin Endosc. 2012;45:362–74.
23. Vogelstein B, et al. Genetic alterations during colorectal-tumor development. N Engl J Med. 1988;319:525–32.
24. Farraye FA, et al. AGA technical review on the diagnosis and management of colorectal neoplasia in inflammatory bowel disease. Gastroenterology. 2010;138:746–74, 774.e1–4; quiz e12–3.
25. Makinen MJ. Colorectal serrated adenocarcinoma. Histopathology. 2007;50:131–50.
26. Rex DK, et al. Serrated lesions of the colorectum: review and recommendations from an expert panel. Am J Gastroenterol. 2012;107:1315–29; quiz 1314, 1330.
27. Yao T, et al. Multiple 'serrated adenocarcinomas' of the colon with a cell lineage common to metaplastic polyp and serrated adenoma. Case report of a new subtype of colonic adenocarcinoma with gastric differentiation. J Pathol. 2000;190:444–9.

28. Kudo S, et al. Nonpolypoid neoplastic lesions of the colorectal mucosa. Gastrointest Endosc. 2008;68:S3–47.
29. Hermanek P. Polypectomy in the colorectum histological and oncological aspects. Endoscopy. 1983;15 Suppl 1:158–61.
30. Lieberman DA. Clinical practice. Screening for colorectal cancer. N Engl J Med. 2009;361: 1179–87.
31. Uraoka T, et al. Endoscopic indications for endoscopic mucosal resection of laterally spreading tumours in the colorectum. Gut. 2006;55:1592–7.
32. Oka S, et al. Clinicopathologic and endoscopic features of colorectal serrated adenoma: differences between polypoid and superficial types. Gastrointest Endosc. 2004;59:213–9.
33. Shimoda T, et al. Early colorectal carcinoma with special reference to its development de novo. Cancer. 1989;64:1138–46.
34. Torlakovic E, et al. Morphologic reappraisal of serrated colorectal polyps. Am J Surg Pathol. 2003;27:65–81.
35. Leggett B, et al. Role of the serrated pathway in colorectal cancer pathogenesis. Gastroenterology. 2010;138:2088–100.
36. De Jong AE, et al. The role of mismatch repair gene defects in the development of adenomas in patients with HNPCC. Gastroenterology. 2004;126:42–8.
37. East JE, et al. Narrow band imaging for colonoscopic surveillance in hereditary non-polyposis colorectal cancer. Gut. 2008;57:65–70.
38. Huneburg R, et al. Chromocolonoscopy detects more adenomas than white light colonoscopy or narrow band imaging colonoscopy in hereditary nonpolyposis colorectal cancer screening. Endoscopy. 2009;41:316–22.
39. Lecomte T, et al. Chromoendoscopic colonoscopy for detecting preneoplastic lesions in hereditary nonpolyposis colorectal cancer syndrome. Clin Gastroenterol Hepatol. 2005;3:897–902.
40. Lynch HT, et al. Hereditary colorectal cancer. N Engl J Med. 2003;348:919–32.
41. Rijcken FE, et al. Proximal adenomas in hereditary non-polyposis colorectal cancer are prone to rapid malignant transformation. Gut. 2002;50:382–6.
42. Watanabe T, et al. Flat adenoma as a precursor of colorectal carcinoma in hereditary nonpolyposis colorectal carcinoma. Cancer. 1996;77:627–34.
43. Jass JR, et al. Evolution of hereditary non-polyposis colorectal cancer. Gut. 1992;33:783–6.
44. Farraye FA, et al. AGA medical position statement on the diagnosis and management of colorectal neoplasia in inflammatory bowel disease. Gastroenterology. 2010;138:738–45.
45. Vieth M, et al. Sporadic adenoma in ulcerative colitis: endoscopic resection is an adequate treatment. Gut. 2006;55:1151–5.
46. Odze RD. Adenomas and adenoma-like DALMs in chronic ulcerative colitis: a clinical, pathological, and molecular review. Am J Gastroenterol. 1999;94:1746–50.
47. Rubio CA, et al. Villous and serrated adenomatous growth bordering carcinomas in inflammatory bowel disease. Anticancer Res. 2000;20:4761–4.
48. Lim CH, et al. Ten year follow up of ulcerative colitis patients with and without low grade dysplasia. Gut. 2003;52:1127–32.
49. Thomas T, et al. Meta-analysis: cancer risk of low-grade dysplasia in chronic ulcerative colitis. Aliment Pharmacol Ther. 2007;25:657–68.
50. Blair V, et al. Hereditary diffuse gastric cancer: diagnosis and management. Clin Gastroenterol Hepatol. 2006;4:262–75.
51. Japanese Gastric Cancer Association. Japanese classification of gastric carcinoma – 2nd English edition. Gastric Cancer. 1998;1:10–24.
52. Sobin LH, et al., editors. TNM classification of malignant tumours. Oxford: Wiley-Blackwell; 2009.
53. Namikawa T, et al. Mucin phenotype of gastric cancer and clinicopathology of gastric-type differentiated adenocarcinoma. World J Gastroenterol. 2010;16:4634–9.
54. Tajima Y, et al. Gastric and intestinal phenotypic marker expression in early differentiated-type tumors of the stomach: clinicopathologic significance and genetic background. Clin Cancer Res. 2006;12:6469–79.
55. Hirota WK, et al. ASGE guideline: the role of endoscopy in the surveillance of premalignant conditions of the upper GI tract. Gastrointest Endosc. 2006;63:570–80.
56. Vieth M, et al. Pyloric gland adenoma: a clinico-pathological analysis of 90 cases. Virchows Arch. 2003;442:317–21.
57. Takahashi H, et al. Evaluation of the endoscopic features of minute gastric cancer. Stomach Intestine. 1998;33:609–16.
58. Engel LS, et al. Population attributable risks of esophageal and gastric cancers. J Natl Cancer Inst. 2003;95:1404–13.
59. Jankowski J, et al. Diagnosis and management of Barrett's oesophagus. BMJ. 2010;341:c4551.

60. Buttar NS, et al. Extent of high-grade dysplasia in Barrett's esophagus correlates with risk of adenocarcinoma. Gastroenterology. 2001;120:1630–9.

61. Yokoyama A, et al. Risk appraisal and endoscopic screening for esophageal squamous cell carcinoma in Japanese populations. Esophagus. 2007;4:135–43.

62. Inoue H, et al. High-magnification endoscopic diagnosis of the superficial esophageal cancer. Dig Endosc. 2000;12:s32–5.

第 3 章

内镜切除的原理：黏膜肿瘤的诊断与根治性切除

Tsuneo Oyama , Naohisa Yahagi

3.1　前言

　　本章旨在介绍内镜黏膜下剥离术（endoscopic submucosal dissection, ESD）的原则和益处, 激励内镜医师对早期肿瘤进行细致入微的分析（见第 4~11 章）, 这对于决定施行内镜或手术切除至关重要。由于 ESD 的技术细节超出了本章的讨论范围, 所以本章的目的并不在于指导如何施行 ESD 术。专业受训者请参考 ESD 技术的相关专著[1-10]。只有经验丰富的内镜介入医师才能掌握 ESD 技术。在学习曲线的早期阶段, ESD 技术的风险是很高的。因此, 受训者应在 ESD 专家的指导下通过培训来掌握基本的 ESD 技术。

3.2　黏膜层肿瘤整块切除的原理

　　以胃肠道早期病变为表现的黏膜肿瘤可能适合于内镜切除。没有或仅有浅表黏膜下浸润及黏膜肿瘤低组织学分级是施行内镜切除术的前提条件。亚蒂/有蒂肿瘤（0−Ⅰs/0−Ⅰsp）和小的扁平型肿瘤病变（0−Ⅱa−b）适合圈套器切除。对于大小超过 20mm 的扁平型病变, 只能通过圈套技术分次切除[1,6]（图 3.1）, 而 ESD 则可对较大的黏膜病变进行切缘阴性的整块切除[1,2,5,8,9]（图 3.2）。

　　与分次 EMR 相比, ESD 整块切除术有以下两个优点：

　　首先, 整块切除是精确组织病理学评估的基础, 旨在确定肿瘤分级（G1-G3）和分类 [pT1a(m1-3)、pT1b(sm1-3)]、淋巴浸润（Ly 0 或 Ly 1）、静脉浸润（V0,V1）和切除状况（R0,R1,R2）[2,5,9,11,12]。至少要达到 R1 切除才能进行内镜下黏膜肿瘤切除（诊断性整块切除）, 进一步的治疗（手术或辅助治疗）将由多学科团队来确定。早期胃癌 R1 切除后行手术胃大部切除联合淋巴结清扫不会对预后产生影响[13]。然而, 必须避免草率决定的 R2 切除, 因为这会影响患者的肿瘤相关预后。若早癌在内镜下表现出黏膜下层深度浸润, 则需要考虑手术全层切除联合淋巴结清扫（根治性手术）[1,6]。目前, 放大内镜领域取得的进展使精确的黏膜肿瘤内镜 CT 分期成为了可能。

　　其次, 对低风险恶性肿瘤或癌前病变进行完整的 R0 整块切除, 可以较为确定地避免肿瘤的局部复发。经组织病理学证实为根治性切除（标准见下）的黏膜早癌（sm<1,L0,V0;G1 或 G2）,

ESD 切除后复发率低于 3.5%,分片 EMR 切除后的复发率(通常是 R1 切除)则具体如下:黏膜内胃癌为 5%~20%[11,14-16],食管鳞状细胞癌为 10%~26%[17-20],结肠肿瘤为 14%~35%[21]。ESD 根治性切除率高,因而是一种优于分片 EMR 的标准治疗方式[1,11]。

注意

  ESD 的发展带来的主要临床益处:

  ● 增强了早癌的内镜检出/分析。

  ● 保留器官的根治性肿瘤切除,尤其对于老年患者。

  ● pT 分期/切除状况的精确组织病理学分期。

  ● 极低复发风险的(根治性)整块切除。

3.3 适于内镜下整块切除的病变标准

  肿瘤的内镜诊断主要关注对早期肿瘤病变恶性程度、侧向延伸和浸润深度的评估。对于肿瘤蒂部浸润不明显的亚蒂/有蒂腺瘤,通过简单的电圈套技术就可达到 R0 切除,而对于有限大小(d≤20mm)的平坦型肿瘤(0-Ⅱa 和 0-Ⅱb),可通过 EMR 技术切除(图 3.1)。对于大小超过 20mm 的平坦型病变或大小超过 10mm 的凹陷型病变(0-Ⅱc),EMR 很难达到整块切除,如果增强图像内镜观察和高分辨率超声内镜(如果可以,为 20MHz;见第 5 章)均未提示黏膜下浸润(见第 4、6、7、8、10 和 11 章)时,应施行 ESD 切除(图 3.2)。

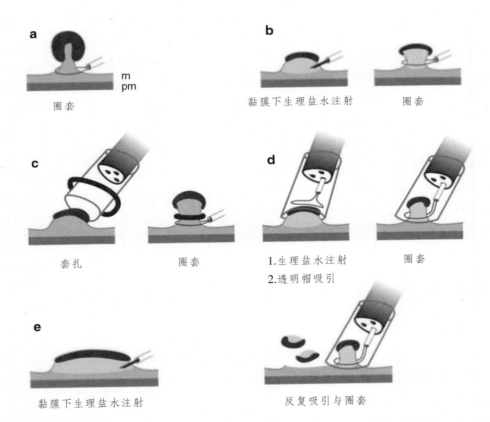

图 3.1 黏膜肿瘤的基本切除技术包括电圈套 (a) 或其他圈套技术 (b、c、d,内镜黏膜切除术 EMR)。较大的病变(>20mm)只能采用分次切除的方式(e)。

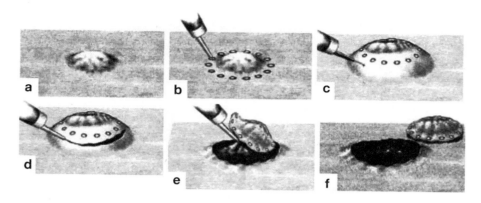

图 3.2　用于黏膜肿瘤整块切除的基本技术内镜黏膜下剥离术（ESD）（摘自参考文献[1,2,5,8,9]，经 John Wiley & Sons 公司许可使用）。(a)无溃疡的小型平坦型肿瘤。(b)利用凝固电流在四周做标记点。(c)通过黏膜下注射来抬高病变。(d)沿标记记点环周切开黏膜。(e)通过透明帽观察病变以下的黏膜下层空间，对黏膜下组织进行剥离，直至切除病变。(f)检查切除床是否损伤穿通血管或固有肌层。

注意

　　ESD 的一般适应证为满足下列条件的任何黏膜肿瘤（癌前病变/癌）。

- 仅适于 EMR 分片切除（电圈套）。
- 要求整块切除（便于 pT 分期并达到根治目的），且无以下禁忌证。
- 黏膜下深层浸润（sm2-3）。

　　总体来说，大多数病例需经活检证实方可行 ESD。然而，有癌前病变/癌变表现的典型 0-Ⅱc 类浅表凹陷型肿瘤应采用整块切除而非活检。我们建议，对平坦型病变最可疑的部位进行几次（1 或 2 次）靶向活检，因为活检所致的黏膜下瘢痕会影响黏膜下剥离。然而，对于慢性胃炎和 Barrett 食管患者，需要对 0-Ⅱb 和 0-Ⅱc 类病变周围的黏膜（即计划切除病变边缘外侧黏膜）进行活检，以明确为非肿瘤性。在开始进行 ESD 时，通过适当的黏膜下注射以抬起病灶，以对 sm 浸润程度进行最终判断[22]。然而一些肿瘤病变的局部由于严重的黏膜下纤维化而不易抬起，它们并不伴有黏膜下深度浸润（在黏膜表面/毛细血管表型没有表现出 sm 浸润迹象）。

　　接受内镜切除的肿瘤病变不应有 sm 深度浸润（sm2-3），而浸润局限于 sm 层上三分之一

（sm1）的高分化黏膜癌是可以接受内镜切除治疗的[23]（图 3.3）。多数情况下推荐的剥离层次为靠近 sm3 层的深 sm2 层，这是为了避免破坏病灶和损伤固有肌层的筋膜。此外，sm1 和 sm2 层有着分支血管网络，sm3 层除了穿通血管外几乎没有小血管。相对缺乏血供的 sm3 层及其上最适于进行黏膜下剥离术[24]。

3.4　胃肠道肿瘤内镜下整块切除的适应证

　　日本的 ESD 适应证是根据一系列肿瘤切除标本的病理组织学分期而确立的，并且来源限于局部淋巴结转移风险极小的病变[26-33]。符合指南 ESD 标准的黏膜肿瘤经根治性 ESD（R0）后，其淋巴结转移的可能性是很低的（<3%），并且局部复发率几乎为零。ESD 整块切除术已确立的适应证如表 3.1 所示。

注意

　　指南推荐的（经典的）适应证旨在完成根治性内镜切除。

　　当肿瘤尚未浸润淋巴和血管（L0, V0），且黏膜肌层外的垂直浸润在食管鳞癌、胃（可能还有

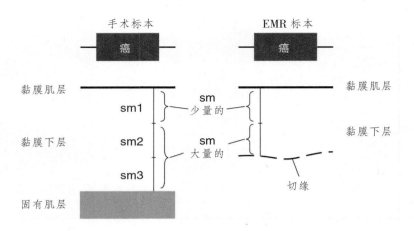

图 3.3　平坦型早癌黏膜下层浸润深度的全层切除术与 EMR 或 ESD 比较(改编自参考文献[23,25])。对于食管鳞状上皮和胃黏膜,sm1 分别定义为黏膜肌层下方≤200μm 和≤500μm。

Barrett 食管)和结直肠中分别不超过 200μm、500μm、1000μm 时,对分化良好的早癌(G1 或 G2)施行 EMR 或 ESD 整块切除属于根治性手术。转移至局部淋巴结的可能性不到 3%[1]。

早癌 ESD 术后接受手术治疗的指征如下:

● 垂直(深)边缘呈肿瘤阳性(R1)。

● 深层黏膜下浸润(sm2 至 sm3,超过不同器官对应的深度)。

● 淋巴管/血管肿瘤浸润呈阳性(Ly1 或 V1)。

● 浸润最深处可见肿瘤出芽。

● 肿瘤分级为低分化或未分化(G3,G4),除外 G3 或 G4 型、小于 2cm 且不伴溃疡的胃癌。

3.5　ESD 结局与并发症处理

3.5.1　ESD 结局

ESD 整块切除率达 84%~98%,10%伴有穿孔(在无指导的学习曲线中高达 20%)。胃和食管 ESD 技术已经实现了标准化,而结直肠 ESD 技术直到 2012 年才实现标准化。因为肠道 ESD 在技术上很困难,主要是由于肠壁薄而弯曲、结肠袋皱襞、内镜在弯曲部不稳定、蠕动和呼吸运动等都增加了操作难度。表 3.2 列出了目前胃肠

道部位 ESD 的治疗标准。ESD 治疗胃分化型黏膜癌时发生的器官穿孔,并未显著增加腹膜扩散的风险[40]。

3.5.2　ESD 并发症及其处理

施行 ESD 期间,经验不足、手术医师技术欠佳、肿瘤尺寸较大、黏膜下纤维化和病变位置棘手都会增加穿孔的风险。胃体和胃窦的 ESD 风险最低,在如下各部位和器官中依次增加:幽门窦、胃底和贲门下的胃部,乃至直肠、食管、降结肠、横结肠等薄壁器官、升结肠、盲肠、乙状结肠、脾曲和肝曲,尤其是十二指肠[41]。

器官或内镜(在右半结肠中)的呼吸运动、结肠袋皱襞内病变、明显的黏膜下纤维化等因素可进一步引发风险。黏膜下纤维化通常发生在非颗粒型 LST、较大的隆起性病变(直径>4cm)、EMR 后复发病变和结肠弯曲部位病变之下、慢性溃疡周围或慢性炎症性黏膜(Barrett 食管和溃疡性结肠炎)中[7,52,54-56]。在结肠和十二指肠中,即便是仔细的电凝覆盖在细薄(约 1mm)固有肌层上方的小血管也可能导致微小穿孔。在十二指肠中,由于存在腐蚀性的胰胆分泌物,施行 ESD 后的黏膜溃疡引发迟发性出血或穿孔的风险较高,应该通过调整及缝合黏膜边缘来闭合创面。

通过经验丰富的医生的缝合、静脉应用抗生

器官	适应证	参考文献
(A)胃部	ESD 绝对适应证	[1,6,26,27]
	黏膜腺癌、肠型 G1 或 G2、直径<2cm、无溃疡	
	ESD 相对适应证	
	腺癌、肠型、G1 或 G2、任意大小、无溃疡	
	腺癌、肠型、G1 或 G2、sm 浸润<500μm	
	腺癌、肠型、G1 或 G2、直径<3cm、有溃疡	
	腺癌、弥漫型、G3 或 G4、直径<2cm、无溃疡	
(B)食管	ESD 绝对适应证	[1,31,32,34–39]
	鳞状细胞癌 0–Ⅱb 型（高级别上皮内瘤变或 G1、G2）、黏膜内(m1、m2)、任意大小	
	Barrett 腺癌、0–Ⅱb 型(G1、G2)、黏膜内(m1、LPM)、无溃疡	
	ESD 相对适应证	
	鳞状细胞癌 0–Ⅱ型(高级别上皮内瘤变、G1、G2)、轻度浸润(m3、sm<200μm)、任意大小 [a]、临床无淋巴结转移	
	Barrett 腺癌 0–Ⅱ型(高级别上皮内瘤变或 G1、G2)、黏膜(≤MM)、临床 N0	
(C)结直肠	ESD 适应证(初步标准)[b]	[1,7,29,30,33]
	任何直径>20mm、无黏膜下深层浸润迹象的肿瘤、可整块切除而不适合整块 EMR：	
	颗粒型 LST(绒毛状腺瘤+/–高级别上皮内瘤变)[c]	
	非颗粒型 LST	
	黏膜癌(高级别上皮内瘤变、G1 或 G2)、浅表 sm 浸润 [d]	
	凹陷型肿瘤(0–Ⅱc)	
	肿瘤 0–Ⅰ或 0–Ⅱ型伴开口形态 V1 型(不规则)	
	慢性溃疡性结肠炎散发性局部肿瘤	
	结直肠类癌直径<20mm(直径<10mm 时行 EMR)	

a.当 ESD 范围≥70%周长时，狭窄形成风险增加。

b.日本指南标准待定。

c.颗粒型 LST 也可分次切除，首先切除较大者 [33]。

d.sm1 浸润≤1000μm。

素、肠外营养和几天的临床随访,可在不进行手术的情况下闭合大多数微小穿孔[57]。只需运用一些技巧和设备,就可以闭合更大的穿孔[54,57,58]。穿孔缝合短暂延迟会引起症状明显的气腹,这会损伤心肺功能,必须使用 20 号静脉特氟龙套管通过腹腔穿刺来缓解[57]。

迟发性穿孔(2~5 天后)十分罕见,在结肠 ESD 后的发生率仅为 0.3%~0.7%,但由于腹痛缓慢加重,由此引发的腹膜炎风险很高。在最初连续的 95 例结直肠 ESD 中,游离器官穿孔的发生率为 8%。除此之外,反跳痛、发热或白细胞明显增高等电凝综合征的发生率高达 40.2%[59]。这可能是由于学习曲线期间过度使用电凝引起的。在 ESD 时对固有肌层施加过多凝固电流,通常发生迟发性穿孔的范围比较大。迟发性穿孔只能通过开腹手术治疗进行修复[1,57,60,61]。

中位数 (范围)	食管(占全部 ESD 的比例,%)		胃(占全部 ESD 的比例,%)	结直肠(占全部 ESD 的比例,%)
	SCL-E	CCL-E		
整块切除	100(95~100)	100	92(83~98)	89(87~93)
根治性切除	90(79~97)	79	83(74~93)	80(75~89)
局部复发 a	0[b];0[b]	0[c]	1.5(0~3.2)	0.3(0~0.5)
无复发总生存率	100[b];100[b]	90[c]	98[c] (94[b]~100[d])	99.6(98~100)[e]
穿孔	0(0~5)	0	4(3~11)	14(10~20)[e]
出血	0(0~2)	5	1.6(0~23)	1.4(0.7~8.6)
手术修复	0	0	0(0~3.5)	0.3(0~4.3)
ESD 死亡率	0	0	0	0

表 3.2　经典适应证下不同器官根治性 ESD 的结局

SCL-E,鳞状细胞食管;CCL-E,柱状细胞食管。汇总的比例(中位数,范围):SCL-E [5,17~20,28,42]、CCL-E [43]、胃 [11,12,14~16,44,45]、结直肠 [7,21,46~53]。

a.均在根治性 ESD 切除后。

b.每 1.7 年。

c.每 3 年。

d.每 5 年。

e.包括基于 ESD 学习曲线的病例分析。

胃大弯、胃窦、贲门、十二指肠和远端直肠的出血风险会增加。预防迟发性出血的最佳办法是在 ESD 切除创面上夹闭已经电凝过的的穿通血管。

当 ESD 治疗超过食管、幽门窦或肛门直肠部环周 70% 以上时,就会发生严重的狭窄。在食管中,可反复谨慎地施行气囊扩张术以预防狭窄[62,63],也可使用生物可降解支架治疗 ESD 后的食管狭窄[64]。反复的手指或气囊扩张术可避免肛门直肠部狭窄,与此同时,每日应用皮质激素类栓剂,连续 1 个月。幽门窦和幽门不适合施行全环形 ESD,因为胃排出道重度狭窄无可避免,气囊扩张术引发穿孔的风险较高[65]。为预防狭窄,幽门窦部位至少 30% 周长的胃黏膜应保持完好。

注意

在高危部位施行 ESD 需要高超的操作技巧,至少具备 ESD 资格(见下文)。内镜医师必须谨慎操作,循序渐进,最好在经验丰富的 ESD 专家指导下进行。

3.6　ESD:微创内镜手术

ESD 是一项微创内镜手术,技术含量较低,但操作技巧要求很高,即便是技术娴熟的内镜介入医师也需要严谨的学习。

需要掌握的基本技能包括:

- 准确评估早期肿瘤的内镜检查能力。
- 在单手操作中娴熟地使用内镜。
- 充分利用重力作用确定最优的切除策略。
- 探查黏膜下组织(区分纤维/固有肌层/黏膜固有层)。
- 不断提高电刀操作能力和熟悉内镜外科辅助设备。
- 不断完善出血、穿孔等并发症的处理技能。

ESD 手术需要团队合作。在学习过程中,娴熟的医生需要施行 30~50 次 ESD 切除术才能掌握安全施行 ESD 切除术的能力(微小穿孔和症状明显的出血发生率<10%)。操作例数再增加 50 或 100 例后,可提升至熟练水平[1,66~68],具体界

定如下：

- 安全(穿孔发生率<5%~10%)。
- 整块切除率高（>95%），R0 切除率高(>85%)。
- ESD 治疗时间短（3cm×3cm 胃部病变<60min)。

3.6.1 ESD：设备

内镜需具备良好的可操作性,在距内镜镜头 3~4mm 处配备短脉冲注水系统。工作通道出口在视野中应接近 6 点钟方向,向上弯曲角度能达到约 210°,以便在倒镜时能以与肌层切面方向进行切割[4,5,7,8,10]。为满足这些需求,可配备注水系统内镜、小口径胃镜或小儿结肠镜。

透明帽。安装在内镜末端,长 3~5mm 的直筒式或圆锥式透明帽,用于打开剥离的黏膜下层空间,暴露切除部位,对准电刀进行剥离,类似于用镊子展开黏膜下组织。剥离前,黏膜下注射合适的溶液,以抬起黏膜下层。最常用的溶液由 10% 的甘油、5% 的果糖和 0.9% 的氯化钠配制而成。加入浓度为 0.4% 的透明质酸钠,可使黏膜下治疗效果持续更久[7,10,68]。

电刀。最常用的电刀包括用于胃部和胃肠道各个部位的末端绝缘第二代 IT 刀、Dual 刀和 Hook 刀（日本东京的 OLYMPUS）、Flush BT 刀（日本崎玉的 Fujinon）和 Hybrid 刀(德国图宾根的 ERBE)。这些电刀可以用于电凝小血管（直径<1mm）,也可以进行切开操作。Hook 刀可顺畅地"勾住"并剥离单根纤维条。为达到这一目的,助手可将钥匙状电刀末端顺时针转动,使勾型头末端远离固有肌层,然后用刀钩钩住黏膜下组织,将其从肌层拉开并切断。尽管这一过程更加耗时,但这是困难情况下最安全的切除方式。Dual 刀或 Flush BT 刀球状的绝缘末端无需转动也可实现类似的钩状牵引。Flush 刀、Hybrid 刀等电刀的末端配有内置的黏膜下注射系统（使用 0.9% 的生理盐水）,无需更换设备即可迅速交替注射和切除。在 ESD 的各个步骤中使用电刀及

止血钳时,需设置特定的电流模式和功率[4,7,8,10,56,69]。

高频电(如德国图宾根的 ERBE)广泛用于 ESD,可在 ESD 手术的具体步骤中提供一组电流模式(Endocut、dry cut、多种电凝模式)。使用二氧化碳注气可避免气体膨胀,以及罕见但灾难性的的甲烷爆炸,在注气时,只能进行胃肠道尤其是结肠内的高频电切除术。

3.6.2 内镜黏膜下剥离术：基本技术

首先,对肿瘤横向延伸和缺乏黏膜下深度浸润迹象进行诊断评估,把握适应证,然后在病变部位周围 3~5mm 处用轻微电凝进行标记,边界清晰的结肠病变不需要标记。

第二,必须明确切除策略,具体取决于病变相对于重力的位置（液体存留的位置在底部）及一些与病变相关的特殊危险因素,比如病变横跨结肠袋两边、倒镜状态时病变边缘的可达到性等。在为连续黏膜切除及黏膜下剥离确定最佳方案时需考虑这些因素,从而借助标本的重力打开切开的黏膜下层空间,暴露待切除的部位。在手术期间,可沿纵轴逐步旋转患者体位,从而方便剥离。

制定切除策略时,需要考虑以下基本注意事项[4,10,24,68]：

- 手术刀与固有肌层(黏膜表层)成切线位剥离优于垂直固有肌层剥离,前者可以更好地接近病变下方的黏膜下层,穿孔风险更小,剥离速度更快。
- 与黏膜完全环周切开(icci 法)相比,部分环周切开(pci 法)通常可以更好地进行后续黏膜下剥离,因为 pci 方法能更好地维持注入病灶下方的黏膜下水垫。

第三,黏膜下注射、黏膜切开和黏膜下剥离等 ESD 技术超出了本章的讨论范围。更多详细信息,请参考文献[3-5,8-10,56,68-70]和 ESD 研讨会（如 www.esge.com）。

3.7 ESD 学习曲线

为达到胜任操作的能力，需要对 ESD 等复杂的新技术进行规范化培训，包括切除策略方面的知识、各种电刀的特性以及在实践中运用内镜、电刀等操作设备的灵巧性。

在日本，学员通过专家的直接指导掌握 ESD 操作。在适当的部位（主要是胃和直肠）进行无指导的 ESD 操作测试之前，所有学员至少需要实施 30 次 ESD[66,67,71]。在日本，在获得的猪胃乃至活猪体内进行训练后，技术娴熟的内镜介入医师可在其部门内进行胃部 ESD，可以达到较高成功率（R0 切除率达 88%~92%）和较低并发症发生率（出血或穿孔率不到 5%）。随着实践次数的增加，ESD 的安全性和操作速度均有所提高，切除标本的大小也会增加[67,71]。目前，日本已经公布了胃部 ESD 培训计划。在胜任结肠 ESD 之前，内镜医师需要进行 20~40 次胃部 ESD 操作[72]。

在西方国家，只有少数医疗中心能提供有限的经验[16,17,42,46,69]。与日本一样，每个国家都应该在一些大型中心培养医师熟练的 ESD 技术，并像日本一样通过临床辅导逐步推广开来。在获得 ESD 技术方面，日本专家向西方内镜医师提出了如下建议：为积累理论经验，需要全程仔细观察专家在胃肠道不同部位进行的至少 15 次 ESD 操作；为掌握操作电刀的基本技能，需在离体的猪胃中进行实践；初次施行 ESD 临床操作前，需在专家指导下在活猪体内完成至少 5 次试验性 ESD 操作[66,73]。在这类 ESD 试验培训班的参加者中，大多数都在患者体内成功地进行了首次无指导的 ESD 操作，并发症发生率也在可接受范围内（穿孔 9.7%，手术修补 3.5%，远期发病率 0%），而且成功率很高[73]，并发症率低于全国注册的无指导 ESD 操作报告的发生率[36]。ESD 基本技能强化训练是强制性的，在经验丰富的 ESD 专家培训下可获得最佳效果。

3.8 结论

对于食管、胃部或结肠中小于 1~2cm 的癌前病变/恶性黏膜肿瘤，EMR 效果良好，治愈率接近 100%。与 ESD 相比，EMR 更易于操作、速度更快。当病灶较大或浅表浸润黏膜下层时，ESD 更佳。黏膜肿瘤内镜切除术的要点如下：

- 早期发现肿瘤。
- 对病变进行准确的内镜评估。
- 排除黏膜下层深层浸润癌。
- 整块切除更有利于组织病理学诊断。
- 即便是较难处理的大型病变，ESD 也前景良好。

IEE 分析必须准确诊断早癌的分化等级、横向延伸和浸润情况，这对于明确行内镜或手术切除至关重要。

在转诊中心掌握 ESD 技术需要接受规范化培训。

（潘骏 刘枫 译）

参考文献

1. Fujishiro M. Perspective on the practical indications of endoscopic submucosal dissection of gastrointestinal neoplasms. World J Gastroenterol. 2008;14:4289–95.
2. Gotoda T, et al. Extending and limitation of the indication for endoscopic mucosal resection of gastric mucosal cancer. The importance of histological evaluation and the necessity of one-piece resection for endoscopic gastric mucosal resection. Stomach Intestine. 2002;37:1145–54.
3. Kaehler G, et al. Needle knife and water Jet combined as a hybrid knife – a comparison with standard knife in an in vivo animal study. Gastrointest Endosc. 2007;65:AB285.
4. Oyama T. Endoscopic submucosal dissection using a hook knife. Tech Gastrointest Endosc. 2011;13:70–3.

5. Oyama T, et al. Endoscopic submucosal dissection of early esophageal cancer. Clin Gastroenterol Hepatol. 2005;3:S67–70.
6. Soetikno R, et al. Endoscopic mucosal resection for early cancers of the upper gastrointestinal tract. J Clin Oncol. 2005;23:4490–8.
7. Tanaka S, et al. Endoscopic submucosal dissection for colorectal neoplasia: possibility of standardization. Gastrointest Endosc. 2007;66:100–7.
8. Toyonaga T, et al. Endoscopic submucosal dissection using the Flush knife and the Flush knife BT. Tech Gastrointest Endosc. 2011;13:84–90.
9. Yahagi N, et al. Endoscopic submucosal dissection for early gastric cancer using the tip of an electrosurgical snare (thin type). Dig Endosc. 2004;16:34–8.
10. Yahagi N, et al. Endoscopic submucosal dissection using the Flex and the Dual knives. Tech Gastrointest Endosc. 2011;13:74–8.
11. Oka S, et al. Advantage of endoscopic submucosal dissection compared with EMR for early gastric cancer. Gastrointest Endosc. 2006;64:877–83.
12. Watanabe K, et al. Clinical outcomes of EMR for gastric tumors: historical pilot evaluation between endoscopic submucosal dissection and conventional mucosal resection. Gastrointest Endosc. 2006;63:776–82.
13. Goto O, et al. Endoscopic submucosal dissection as a staging measure may not lead to worse prognosis in early gastric cancer patients with additional gastrectomy. Dig Liver Dis. 2008;40:293–7.
14. Nakamoto S, et al. Indications for the use of endoscopic mucosal resection for early gastric cancer in Japan: a comparative study with endoscopic submucosal dissection. Endoscopy. 2009;41:746–50.
15. Oda I, et al. A multicenter retrospective study of endoscopic resection for early gastric cancer. Gastric Cancer. 2006;9:262–70.
16. Probst A, et al. Endoscopic submucosal dissection in gastric neoplasia – experience from a european center. Endoscopy. 2010;42:1037–44.
17. Ciocirlan M, et al. Endoscopic mucosal resection for squamous premalignant and early malignant lesions of the esophagus. Endoscopy. 2007;39:24–9.
18. Esaki M, et al. Risk factors for local recurrence of superficial esophageal cancer after treatment by endoscopic mucosal resection. Endoscopy. 2007;39:41–5.
19. Pech O, et al. Curative endoscopic therapy in patients with early esophageal squamous-cell carcinoma or high-grade intraepithelial neoplasia. Endoscopy. 2007;39:30–5.
20. Teoh AY, et al. Outcomes of endoscopic submucosal dissection versus endoscopic mucosal resection in management of superficial squamous esophageal neoplasms outside Japan. J Clin Gastroenterol. 2010;44:e190–4.
21. Saito Y, et al. Clinical outcome of endoscopic submucosal dissection versus endoscopic mucosal resection of large colorectal tumors as determined by curative resection. Surg Endosc. 2010;24:343–52.
22. Kato H, et al. Lifting of lesions during endoscopic mucosal resection (EMR) of early colorectal cancer: implications for the assessment of resectability. Endoscopy. 2001;33:568–73.
23. Tsuruta O, et al. Clinicopathological study of superficial-type invasive carcinoma of the colorectum. Int J Oncol. 1997;10:1003–8.
24. Toyonaga T, et al. Principles of quality controlled endoscopic submucosal dissection with appropriate dissection level and high quality resected specimen. Clin Endosc. 2012;45:362–74.
25. Wada Y, et al. Vascular pattern classification of colorectal lesions with narrow band imaging magnifying endoscopy. Dig Endosc. 2011;23 Suppl 1:106–11.
26. Gotoda T, et al. Incidence of lymph node metastasis from early gastric cancer: estimation with a large number of cases at two large centers. Gastric Cancer. 2000;3:219–25.
27. Hirasawa T, et al. Incidence of lymph node metastasis and the feasibility of endoscopic resection for undifferentiated-type early gastric cancer. Gastric Cancer. 2009;12:148–52.
28. Ishihara R, et al. Comparison of EMR and endoscopic submucosal dissection for en bloc resection of early esophageal cancers in Japan. Gastrointest Endosc. 2008;68:1066–72.
29. Kitajima K, et al. Correlations between lymph node metastasis and depth of submucosal invasion in submucosal invasive colorectal carcinoma: a Japanese collaborative study. J Gastroenterol. 2004;39:534–43.
30. Konishi T, et al. Prognosis and risk factors of metastasis in colorectal carcinoids: results of a nationwide registry over 15 years. Gut. 2007;56:863–8.
31. Kuwano H, et al. Guidelines for diagnosis and treatment of neoplasias of the esophagus. April 2007 edition: part I. Edited by the Japan esophageal society. Esophagus. 2008;5:61–73.
32. Oyama T, et al. Diagnosis and long-term results and prognosis of m3 and sm1 esophageal cancer. Lymph nodal metastasis of m3, sm1 esophageal cancer. Stomach Intestine. 2002;37:71–4.
33. Uraoka T, et al. Endoscopic indications for endoscopic mucosal resection of laterally spreading tumours in the colorectum. Gut. 2006;55:1592–7.

34. Lambert T, et al. (eds) Paris Workshop on Columnar Metaplasia in the Esophagus and the Esophagogastric Junction, Paris, France, December 11–12 2004. Endoscopy. 2005; 37:879–920.

35. Dunbar KB, et al. The risk of lymph-node metastases in patients with high-grade dysplasia or intramucosal carcinoma in Barrett's esophagus: a systematic review. Am J Gastroenterol. 2012;107:850–62; quiz 863.

36. Farhat S, et al. Endoscopic submucosal dissection in a European setting. A multi-institutional report of a technique in development. Endoscopy. 2011;43:664–70.

37. Holscher AH, et al. Prognostic impact of upper, middle, and lower third mucosal or submucosal infiltration in early esophageal cancer. Ann Surg. 2011;254:802–7; discussion 807–8.

38. Leers JM, et al. The prevalence of lymph node metastases in patients with T1 esophageal adeno-carcinoma a retrospective review of esophagectomy specimens. Ann Surg. 2011;253:271–8.

39. Oyama T. Diagnostic strategies of superficial Barrett's esophageal cancer for endoscopic submucosal dissection. Dig Endosc. 2013;25 Suppl 1:7–12.

40. Ikehara H, et al. Gastric perforation during endoscopic resection for gastric carcinoma and the risk of peritoneal dissemination. Br J Surg. 2007;94:992–5.

41. Uraoka T, et al. Colorectal endoscopic submucosal dissection: is it suitable in western countries? J Gastroenterol Hepatol. 2013;28:406–14.

42. Repici A, et al. Endoscopic submucosal dissection in patients with early esophageal squamous cell carcinoma: results from a prospective Western series. Gastrointest Endosc. 2010;71:715–21.

43. Hirasawa K, et al. Superficial adenocarcinoma of the esophagogastric junction: long-term results of endoscopic submucosal dissection. Gastrointest Endosc. 2010;72:960–6.

44. Takenaka R, et al. Risk factors associated with local recurrence of early gastric cancers after endoscopic submucosal dissection. Gastrointest Endosc. 2008;68:887–94.

45. Yamamoto Y, et al. Therapeutic outcomes of endoscopic submucosal dissection of undifferentiated-type intramucosal gastric cancer without ulceration and preoperatively diagnosed as 20 millimetres or less in diameter. Dig Endosc. 2010;22:112–8.

46. Berr F, et al. Untutored learning curve to establish endoscopic submucosal dissection on competence level. Digestion. 2014;89:184–93.

47. Kuroki Y, et al. Endoscopic submucosal dissection for residual/locally recurrent lesions after endoscopic therapy for colorectal tumors. J Gastroenterol Hepatol. 2010;25:1747–53.

48. Niimi K, et al. Long-term outcomes of endoscopic submucosal dissection for colorectal epithelial neoplasms. Endoscopy. 2010;42:723–9.

49. Nishiyama H, et al. Endoscopic submucosal dissection for colorectal epithelial neoplasms. Dis Colon Rectum. 2010;53:161–8.

50. Probst A, et al. Endoscopic submucosal dissection in large sessile lesions of the rectosigmoid: learning curve in a European center. Endoscopy. 2012;44:660–7.

51. Saito Y, et al. A prospective, multicenter study of 1111 colorectal endoscopic submucosal dissections (with video). Gastrointest Endosc. 2010;72:1217–25.

52. Yoshida N, et al. Endoscopic submucosal dissection for colorectal tumors: technical difficulties and rate of perforation. Endoscopy. 2009;41:758–61.

53. Zhou PH, et al. Endoscopic submucosal dissection for colorectal epithelial neoplasm. Surg Endosc. 2009;23:1546–51.

54. Hotta K, et al. Criteria for non-surgical treatment of perforation during colorectal endoscopic submucosal dissection. Digestion. 2012;85:116–20.

55. Saito Y, et al. Endoscopic submucosal dissection (ESD) for colorectal tumors. Dig Endosc. 2009;21 Suppl 1:S7–12.

56. Yoshida N, et al. Safe procedure in endoscopic submucosal dissection for colorectal tumors focused on preventing complications. World J Gastroenterol. 2010;16:1688–95.

57. Minami S, et al. Complete endoscopic closure of gastric perforation induced by endoscopic resection of early gastric cancer using endoclips can prevent surgery (with video). Gastrointest Endosc. 2006;63:596–601.

58. Matsuda T, et al. Complete closure of a large defect after EMR of a lateral spreading colorectal tumor when using a two-channel colonoscope. Gastrointest Endosc. 2004;60:836–8.

59. Jung D, et al. Risk of electrocoagulation syndrome after endoscopic submucosal dissection in the colon and rectum. Endoscopy. 2013;45:714–7.

60. Tanaka S, et al. Multicenter questionnaire survey on the current situation of colorectal endoscopic submucosal dissection in Japan. Dig Endosc. 2010;22 Suppl 1:S2–8.

61. Toyonaga T, et al. Retrospective study of technical aspects and complications of endoscopic submucosal dissection for laterally spreading tumors of the colorectum. Endoscopy. 2010;42:714–22.

62. Coda S, et al. Risk factors for cardiac and pyloric stenosis after endoscopic submucosal dissection, and efficacy of endoscopic balloon dilation treatment. Endoscopy. 2009;41:421–6.

63. Ono S, et al. Predictors of postoperative stricture after esophageal endoscopic submucosal dissection for superficial squamous cell neoplasms. Endoscopy. 2009;41:661–5.

64. Saito Y, et al. Novel biodegradable stents for benign esophageal strictures following endoscopic submucosal dissection. Dig Dis Sci. 2008;53:330–3.
65. Tsunada S, et al. Case series of endoscopic balloon dilation to treat a stricture caused by circumferential resection of the gastric antrum by endoscopic submucosal dissection. Gastrointest Endosc. 2008;67:979–83.
66. Gotoda T, et al. A learning curve for advanced endoscopic resection. Gastrointest Endosc. 2005;62:866–7.
67. Kakushima N, et al. A learning curve for endoscopic submucosal dissection of gastric epithelial neoplasms. Endoscopy. 2006;38:991–5.
68. Tanaka S, et al. Colorectal endoscopic submucosal dissection: present status and future perspective, including its differentiation from endoscopic mucosal Resection. J Gastroenterol. 2008;43:641–51.
69. Schumacher B, et al. Endoscopic submucosal dissection of early gastric neoplasia with a water jet-assisted knife: a Western, single-center experience. Gastrointest Endosc. 2012;75:1166–74.
70. Toyonaga T, et al. The new resources of treatment for early stage colorectal tumors: EMR with small incision and simplified endoscopic submucosal dissection. Dig Endosc. 2009;21 Suppl 1:S31–7.
71. Yamamoto S, et al. Endoscopic submucosal dissection for early gastric cancer performed by supervised residents: assessment of feasibility and learning curve. Endoscopy. 2009;41:923–8.
72. Sakamoto T, et al. Learning curve associated with colorectal endoscopic submucosal dissection for endoscopists experienced in gastric endoscopic submucosal dissection. Dis Colon Rectum. 2011;54:1307–12.
73. Berr F, et al. Experimental endoscopic submucosal dissection training in a porcine model: learning experience of skilled Western endoscopists. Dig Endosc. 2011;23:281–9.

第 **4** 章

黏膜肿瘤性病变的内镜检出与分析：增强显像及肿瘤大体形态

Frieder Berr, Toshio Uraoka, Thierry Ponchon, Naohisa Yahagi

4.1 前言

至少 40% 的结直肠癌（CRC）和多数的食管及胃癌是从扁平的癌前病变发展而成的 [1,2]。然而，小的（5~10mm）或微小的（<5mm）扁平瘤变很容易在标准胃镜或结肠镜检查下漏诊 [3,4]。这种病变的漏诊率估计高达 19%[3,4]。对于微小早期瘤变，为了达到有效的检测和图像分析，内镜医师必须熟悉各类的肿瘤性病变，并能正确地使用放大和图像增强内镜（IEE）[5]，如色素内镜（CE）和 NBI（窄带成像，OLYMPUS，日本东京），FICE（富士智能色彩增强，Fujinon，日本埼玉），或 i-Scan（Hoya Pentax，日本东京）。正常和瘤变黏膜的微表面和毛细管结构的特征在采用显微镜和图像增强内镜下的形态图像对比 [6-10] 已经得到鉴定。

4.2 标准内镜和色素内镜技术

图像质量取决于分辨率和对比度。对比度是图案和背景之间的亮度（光密度）对比值。分辨率由图像检测器芯片的像素数（CCD，电荷耦合器件）和光学透镜系统，以及视频处理器和所属显示器的像素容量监控而定；因此，分辨率在高清内镜得到增强，从而可提高扁平瘤变的检出率。对比度则在表面染色（内镜染色技术，例如，靛蓝胭脂红），窄带成像（NBI）和电脑处理的 IEE（例如，FICE 或 i-Scan 技术）[6,8]下得到提高。大体上，内镜系统使用氙灯作为光源。目前两个不同的彩色系统在使用中。西方国家采用彩色 CCD 系统（每个 CCD 像素各有微弱彩色）；亚洲和英国则是使用 RBC 同步系统和红-绿-蓝（RGB）连续成像系统，这是使用单色（黑白色）CCD 和光脉冲颜色在视频处理器下的彩色转换。彩色 CCD 系统在运动影像上表现更好，RGB 系统（图 4.1）则有着更好的分辨率[8]。

4.2.1 标准白光（WLI）和色素内镜（CE）

使用 WLI 内镜筛查和监测早期瘤着眼于表面结构（上皮结构）和（或）黏膜的颜色改变。肿瘤性病变更红的颜色是由于黏膜固有层（LPM）血管密度的增加，腺体层密度降低，或由两者的改变结合而成；病变苍白色变化是腺体密度提高，黏膜固有层结缔组织血管减少，或两者因素均有。瘤变病灶和正常黏膜呈现相同颜色的情况非

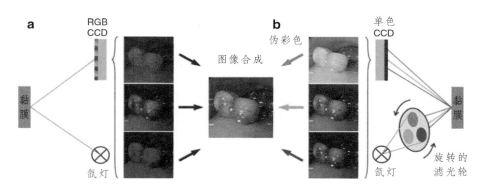

图 4.1　(a)红-绿-蓝(RGB)顺序成像系统的示意图。(b)以 CCD 为基础，RGB 同时成像系统的示意图。CCD 电荷耦合器件。系统设置的微调对血红蛋白彩色增强(IHb)和适应指数增强成像的质量至关重要[10](修改自 Uedo 等[9])。

常少见。如果用标准 WLI 和(或)IEE 敏感地捕获到可疑病变，仔细观察上皮表面结构和黏膜颜色的细微变化是非常重要的。通过高清内镜 WLI 和 NBI 技术结合对微表面结构和微血管结构的增强放大成像(60~120 倍)非常有助于病灶的分析[8]。

染色内镜(CE)，用乙酸或靛胭脂的染色内镜可以增强表面结构的对比，而复方碘(碘)溶液是与鳞状上皮细胞膜产生反应；亚甲基蓝和结晶紫则为柱状上皮细胞所吸收[1,11]。CE 的应用原则和适应证见表 4.1。应用 CE 的程序：染色前用含有二甲基硅油、链霉蛋白酶的溶液(见第 1 章)或 1%乙酰半胱氨酸的溶液清洗黏膜和病变处，然后喷洒染色剂(如 10mL)约 1min 后，简单冲洗后进行内镜观察。食管鳞状上皮瘤变显示为卢戈液不染色区，若 1~2min 后呈粉红色改变则高度提示癌性病变(粉红色征)[12]。为了中和卢戈液刺激作用，术后可以立即使用 5%硫代硫酸钠(卢戈液体积的两倍)[13]。结晶紫染色可以准确地观察不规则结肠黏膜微表面结构(Pit parternV 型；参见第 10 章)。

注意

虽然 CE 凸显黏膜表面特征，但大多数情况 NBI(FICE，i-Scam)还是取代了运用 CE 的需要，只有在可疑的情况下，运用 CE 会更好地凸显瘤

体的表面结构和边界。

4.3　早期黏膜肿瘤的特征性 WLI 病变的特征

是否发现病变取决于病变可见的表面结构或颜色变化。组织学分期或病变浸润情况的预测则依赖于评估以下三个标准：内镜下大体形态、黏膜表面形态(MSP)和黏膜的毛细管形态(CP)，这需要用具有图像增强的放大图像内镜(NBI 或 CE)进行检查(见图 4.3)。

4.3.1　大体分型(巴黎-日本分型)

浅表性肿瘤内镜下分型由日本提出，在巴黎进一步完善形成国际共识[15]，该分型同时适用于食管、胃和结肠的浅表性肿瘤[1,11](见图 4.2a)。诊断错误的主要原因是：①0-Ⅱa 与 0-Is 类型的错误分类(但这不是癌漏诊的主要原因)；②0-Ⅱc 型病变未能检出，这是癌漏诊的主要原因，因为即使很小 0-Ⅱc 型瘤变进展为浸润癌的概率也是很高的[1,7]。

浅表性突起性病变(0-Ⅰp，Ⅰsp，Ⅰs 型)很容易检测。在胃中，它们包括增生性息肉(腺囊肿，多发于慢性 B 型胃炎，80%~90%)，腺瘤(占 5%~10%含有恶性病灶的成分)，分化型的腺癌

表 4.1　胃肠道色素内镜和虚拟色素内镜(NBI)		
A.适应证		
位置	瘤变	染料溶液或 VCE(NBI)
食管	鳞状细胞癌	卢戈液染色 / NBI
	Barrett 癌	乙酸(AA)/靛胭脂(IC)/ NBI
胃	胃癌	靛胭脂(IC)/ AIM[a] / NBI
结肠	腺瘤 ,HGIN,CRC	靛胭脂(IC)/结晶紫/ NBI
B.染色的应用和原理		
原理	溶液配比	目标结构/细胞
化学反应	碘–碘化钾(0.75%~1%aqu.)	鳞状上皮细胞(SC)膜; 鳞状上皮细胞
吸收	(卢戈液)[a]	癌 : 不染色区有明确的界线 ,2min
		后"粉红色征"
对比	亚甲蓝(0.2%水溶液)[b]	肠上皮化生
吸收	靛胭脂(0.15%水溶液)	鉴别病变大体类型和边界
	AIM[c](0.6%AA,0.4%IC)	AIM 确定病灶边界
	结晶紫(0.05%水溶液)[d]	结肠上皮

a.避免喷洒到咽部,不能用于碘过敏及甲亢者(参见第 6 章)。

b.可吸收的。避免蓝色尿形成,考虑到可能导致 DNA 损伤(见第 7 章)。

c.AIM 现配置的 0.6%的醋酸和 0.4%的靛胭脂混合液[14]。

d.经常在喷洒靛胭脂后使用(参见第 10 章)。

(2%~3%),炎性息肉(例如,嗜酸性粒细胞肉芽肿,约 2%),较稀有的胃底腺性息肉(例如,家族性腺瘤性息肉病),错构瘤(例如,幼年性息肉病或黑斑息肉综合征), 或遗传性息肉病 (如 Cowden 综合征 ,Cronkhite-Canada 综合征)。隆起的黏膜下病变的性质必须在活检或超声内镜引导下由 FNA 来区分 MALT 淋巴瘤及黏膜下肿瘤,如类癌、脂肪瘤、胃肠道间质瘤、平滑肌瘤,以及其他罕见肿瘤。

在结肠,大部分黏膜病变是隆起型的;约三分之二是腺瘤(部分伴有高级别上皮内瘤变或早期癌症),三分之一是无害的增生性息肉(不可与锯齿状腺瘤混淆)[1,4,11]。黏膜下肿瘤[脂肪瘤,类癌(主要分布在直肠),罕见的平滑肌瘤]上面都覆盖着正常或炎症黏膜,错构瘤(黑斑息肉和幼年性息肉)和炎症假性息肉也是如此。后者主要发生于慢性溃疡性结肠炎(UC),在这种情况下鉴别炎症再生性改变和肿瘤有一定的难度。

平坦型病变:即浅表隆起、完全平坦、浅表凹陷型病变(Ⅱa,Ⅱb,Ⅱc),都在白光下不太显著,因此无论食管、胃、结肠都要仔细观察黏膜表面结构和颜色的变化。大部分(75%~80%)来源于食管鳞状上皮和胃柱状上皮的早期癌都是平坦型的(Ⅱa,Ⅱb,Ⅱc)[11]。小的分化型的早期胃癌表现为发红的Ⅱc 型病变,小的发白的Ⅱb 型病灶,表面结构完整,通常为分化差的早期胃癌。后者很难发现,占日本早期胃癌的 15%,在西方该比例更高,达 40%[16]。

约 36%的结肠肿瘤性病变为Ⅱa 型,2%~5%为 0-Ⅱc 型[4,7]。随着肿瘤增大及黏膜下浸润,浅表凹陷型(0-Ⅱc)病灶可以出现隆起增生的边缘(0-Ⅱc+0-Ⅱa), 也可以变得完全隆起 (Ⅱa+Ⅱc), 或者随着病变向黏膜下深层侵犯变为 0-Ⅲ型(图 4.2a)。脏器在注气膨胀或吸气收缩时病灶的形态及变形的情况也能提示病变侵犯到黏膜肌层还是固有肌层(图 4.2b)。

Kudo 等定义侧向发育性肿瘤(LST,图 4.2c)是结肠平坦或隆起的直径超过 1cm 的肿瘤性病

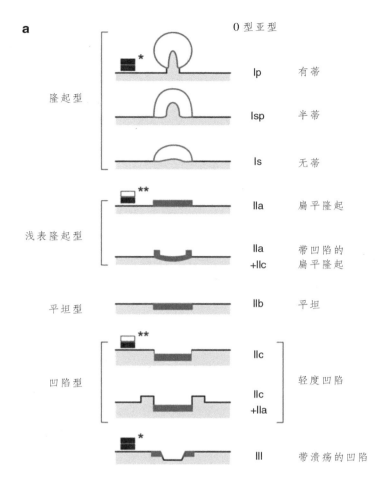

图 4.2　消化道浅表瘤的内镜分类(修改自参考文献[1,11]):病变的大体类型是以标准活检钳尺寸为标准(* 钳杯闭合 = 2.5mm,** 一个夹爪 = 1.25mm)。病变的形态根据是以相邻的黏膜表面为对比而命名的,如"隆起型 0–I"(>2.5mm↑在柱状上皮)和"非隆起型""浅表隆起=0–Ⅱa"(<2.5~0.5mm↑),"平坦型=0–Ⅱb""浅表凹陷 0–Ⅱc"(0.5~1.25mm↓)或"凹陷型 0–Ⅲ"(>1.25mm↓)。复合型病变根据表面亚型的组合进行描述。在食管鳞状上皮,上述标准均减半,例如,">1.25mm↑为 0–I"">0.25mm↑为 0–Ⅱa"">0.25mm↓为 0–Ⅱc"">0.5mm↓为 0–Ⅲ"。*,** 标准活检钳(* 钳杯闭合 = 2.5mm,** 一个夹爪 = 1.25mm)。(待续)

变[7]。这类瘤性病变从颜色上很难与周围正常黏膜区分,病变往往非常平坦或略隆起。使用靛胭脂的色素内镜被推荐用于判断肿瘤范围。Uraoka 等对 LST 的特点进行分类描述,非颗粒型 LST 有高度恶性可能(达 50%),颗粒型 LST 恶性可能比较低(<5%),因此可以分片切除,但是也有研究认为颗粒型 LST 含恶性成分的可能高达 25%[17,18]。

4.4　放大内镜和图像增强内镜(IEE)微结构分析

4.4.1　放大内镜

放大内镜分析表面结构的重要性已经在结肠[7]、食管[19]和胃[20]中建立。配有彩色 CCD 系统的高清(HD)内镜,具有物理放大功能,从距上皮

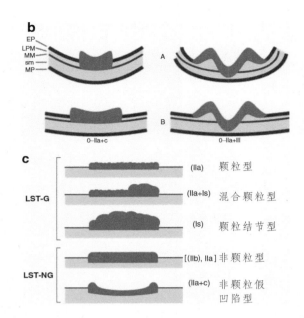

图 4.2(续)　(b)内脏器官在吸气(A)/充气(B)下,可以对肿瘤浸润深度的判断提供信息。左:因吸气后变形表示肿瘤只浸润黏膜肌层。右:吸气后肿瘤的形状固定表示浸润至黏膜下深层或固有肌层。(c)侧向发育型肿瘤(LST)[7]。

表面 2mm 距离可以产生至少 45 倍的光学放大率。与 1.5 倍数码变焦相结合,这些内镜能得到至少 65 倍的放大倍率（例如,EXERA Ⅱ 或 Lucera,OLYMPUS）。有可变焦放大内镜无论是使用序贯 RGB CCD 还是同步彩色 CCD,在景深

2~3mm 下,可把图像放大至 120 倍。如果内镜镜头距离目标组织接近 2mm 或>3mm 时,观察到的图像非常模糊。因此,放大内镜使用远端帽,可以使镜头与目标组织之间保持一个精确的距离,以便获得清晰的图像（图 4.3）。用聚焦内镜（例如,EXERA Ⅲ 或 Lucera Elite,OLYMPUS）,用户可以在标准模式和近距离模式之间切换,近距模式可以更近的精细观察（景深 2~6mm）。

4.4.2　图像增强型内镜(IEE)

黏膜的照明光谱来自光源滤波的频谱光（窄带成像 NBI,OLYMPUS）或基于计算机的过滤在图像处理器的频谱光 （例如,FICE,Fujinon 或 i-Scan,Pentax）,类似于色素内镜,增加对比度和增强结构的可见性（图像增强内镜,IEE）而改变图像颜色[8,21-24]。NBI 因血红蛋白对窄带光的吸收,而显现出浅表黏膜层（固有层）和黏膜下血管形态。它是基于把光过滤为双窄带照明。来自氙灯的宽带白光,波长为 415nm 和 540nm 的两个窄带光波被分离出来,照射所述黏膜的表面上。在 415nm 的蓝色光带提高固有层(LPM)毛细血管（显示在棕色）的成像,540nm 绿光波段则着重于显示黏膜下层小血管（青色）以分辨正常和异形增生黏膜[8]的微血管模式(MVP)（图 4.4）。

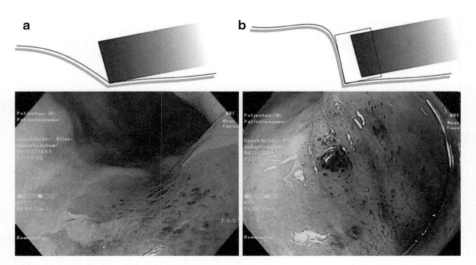

图 4.3　放大 NBI (a)不具和(b)具有远端帽的图像(修改自 Uedo 等 [9])。

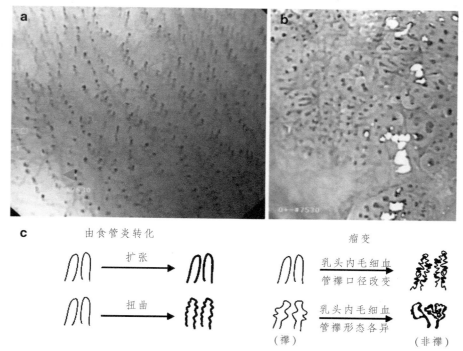

图 4.4 (M-NBI,放大 60 倍)鳞状上皮黏膜微血管模式 。(a)正常食管:淡淡的黏膜下集合静脉(青色三角)及在鳞状细胞黏膜固有层的毛细血管襻(IPCL,浅棕色三角)。(b)高级别上皮内瘤变。黏膜下集合静脉的消失,IPCL 的典型改变(增厚,卷曲)。(c)IPCL 结构基本改变示意图[9,25]

图像处理器设置——微调增强线,对比轮廓和颜色色调——对使用 NBI [9,10]放大 IEE 的图像质量至关重要。富士能(Fujinon)智能色彩增强系统(FICE,Fujinon)是一个基于计算机系统的,在图像处理器层面增强光谱波段。FICE 的 IEE 观察的黏膜表面结构和血管模式可以与 NBI 相媲美 [23]。后成像数字滤波技术(i-Scan,Pentax)被调整用于增强表面结构模式(SE 模式)或红–绿–蓝光谱带为 "色调增强" 模式 (TE 模式)[21]。FICE 和 i-Scan 使用和 NBI 诊断同样的原则,也适用于 NBI 的重要发现[8,21–24]。

注意

放大倍率 (80~120 倍) 结合对比增强技术(NBI,FICE,i-Scan,结晶紫色素内镜)对于早期肿瘤(图像增强内镜,IEE)诊断达到最佳效果。

4.5 鳞状上皮黏膜和瘤变的毛细血管结构

鳞状上皮的食管黏膜的在白光下显示为微小的红点, 这在窄带光 NBI 放大下称为乳头内毛细血管襻(IPCL),位于黏膜固有层(图 4.4a)。鳞状上皮瘤变可以诱发血管生成和 IPCL 血管结构的改变,这些变化可以通过图像增强内镜观察到(图 4.4b)。基本变化是长度(延长),直径(扩张),形态和口径不规则(由于乳头形状的融合和破坏导致襻结构消失,以及口径不规则,血管增厚)。由早期瘤变导致的成血管性变化(图 4.4b,c) 可以在是鳞状上皮的食管中清晰可见 (表6.2),在柱状上皮的早期癌黏膜中这种变化也以类似的方式存在(比较如下)。

IPCL 重点关注

- 长度(伸长)，直径(扩张)和扭曲。
- 不规则口径(厚度)和形状(襻/非襻)。

注意

鳞状上皮细胞的食管最好同时使用两种方法观察：即白光(插入内镜时)和 NBI(退出内镜时)。

4.6　IEE 分析柱状上皮黏膜和瘤变

柱状上皮黏膜从贲门延伸至肛管，并根据黏膜腺体的类型呈现不同的表面结构。单层柱状上皮(小肠富含黏液的杯状细胞)覆盖黏膜和腺体表面。结直肠，胃底/胃体(胃底型黏膜)的黏膜为含腺凹样开口的管状腺黏膜——用 IEE 观察可见黏膜表面呈现出规则形腺凹的形态。胃窦，幽门和 Barrett 食管的黏膜表面形成绒毛或凸嵴样隆起，周围有凹槽状隐窝围绕；因此，其表面结构呈绒毛状(管状)或脑回样(嵴样隆起)。典型肠腺瘤(没有杯状细胞腺瘤)也呈现出类似形态。小肠黏膜表面完全是绒毛状(管状)形态。

柱状上皮黏膜 (Barrett 食管，胃和肠道)的 NBI 表现如下：腺凹边缘上皮的表面结构与固有层的毛细管结构相叠加，从而产生复杂的表面和微血管模式(CP)(图 4.5)。

使用放大 NBI 和靛胭脂染色，结肠黏膜呈现有规则的 PIT 表面形态(图 4.5 的图注)，该表现有异于腺瘤。

4.6.1　结肠瘤变的微结构

胃肠道腺瘤定义为组织学上过度增生的柱状上皮细胞形成隆起，甚至有假腺体样结构，生长模式为非浸润型(图 4.6 a,b)。这些上皮细胞的瘤变形成不同的大体形态，如平坦型 0-Ⅱb、0-Ⅱc 或平坦隆起型 0-Ⅱa，这些形态的腺瘤都可以继续生长成无蒂或息肉样腺瘤，或者扩展为更大的平坦或平坦隆起的侧向发育性肿瘤(如结肠 LST)。

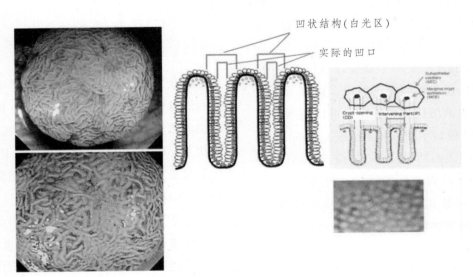

图 4.5　柱状上皮黏膜(右侧：结肠)和腺瘤(左侧)复杂的 NBI 图像解说(摘自 Tanaka 等[26]，经 John Wiley & Sons 公司许可使用)。正常黏膜放大图(右)和绒毛管状腺瘤结肠镜图像(左上，靛胭脂 CE；左下，NBI)。NBI 上看到的"白光区"(WZ)表示腺体开口的隐窝边缘上皮细胞直立的发光层(微血管模式是看不见的)，这是整个凹状结构(右图)。实际的凹陷是很难观察到的暗点，因为腺体开口的在正面是很难看到的。正常结肠黏膜固有层的 CP 在 NBI 下是规则的褐色的改变(右下)。

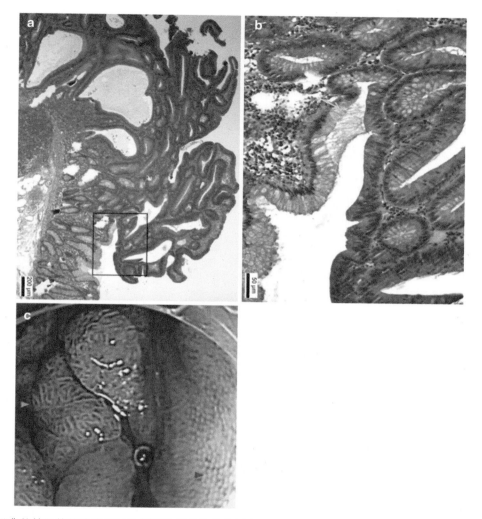

图 4.6　(a)经典的结肠管状腺瘤显示为规则的管状腺体非浸润型生长。转变的上皮呈一致性膨胀性生长,表面覆盖单层上皮(均匀白色区),形成隆起型的肿瘤 0-Ⅱa 或 Ⅰsp(HE 染色)。(b)为 a 图方框内区域放大。黄色箭头示出结肠上皮平坦表面(左侧,边界清楚、表面平坦)向腺瘤性结肠细胞(右侧)转变的交界处,腺瘤细胞核浆比增加,基本极性丧失,无杯状细胞的克隆增殖(感谢 Dr.Daniel Neureiter 供图)。(c)放大 NBI(80 倍)下显示正常结肠黏膜呈(右侧蓝色三角)圆点状白色区(WZ,腺窝边缘上皮细胞),代表管状腺体的点状开口,周围是固有层内环绕腺体周围的细网状毛细血管。左上方(黄色三角)为平坦隆起型腺瘤(0-Ⅱa),腺瘤假息肉样的腺管样结构显示为白色区,固有层毛细血管为嵴样棕色区。腺瘤与周围正常柱状上皮间有清晰的界限(红色三角)。

注意

典型的腺瘤与正常结肠黏膜在放大 NBI 下观察特点如下(图 4.6 a 与 c 对比):

● 清晰的边缘(在黏膜表面没有形成明确的界限)。

● 均匀白色带(规则的假腺体隐窝边缘上皮)。

● 假腺体周围均匀的增强的毛细血管模式(网状或螺旋状)。

● 分支的黏膜下血管模式消失。

来自腺瘤的黏膜内癌导致不规则的结构改变:

● 不均匀不规则的白光带(假腺体隐窝边缘上皮)。

● 不规则的毛细血管模式(由于假息肉破坏形成稀疏、卷曲的毛细血管模式)。

●如果浸润到固有层(图 4.7a,c)、黏膜肌层或 sm1,腺瘤表面可有明确的分界线[27]。

一般来说,腺瘤随着体积增大,增生的时间越长其恶性转变的风险越大。结肠腺瘤癌变的风险随着组织学类型的不同逐渐增加:管状腺瘤<绒毛管状腺瘤<绒毛状腺瘤<锯齿状腺瘤,癌变风险与上皮内瘤变程度也密切相关(图 2.1 与表 2.1 对比)。小的凹陷型腺瘤(0-Ⅱc 型)更容易早期转变为浸润至固有层或黏膜下层的浸润癌——甚至是在很小的 HGIN 或原位癌基础上出现浸润[7]。

结肠腺瘤向腺癌转变过程中黏膜表面结构及微血管结构的变化可以用 Kudo 的 pit pattern (PP)分型[28]和 Sano 等的毛细血管模式(CP)分型[24]进行描述和分类(表 4.2,图 10.2 a-g)。联合 PP 和 CP 对结肠黏膜瘤变进行分析,预测其恶变及黏膜下浸润发生的准确性达 90%(在第 10 章中详述)。

一个国际专家小组将这两种分类法简化为一种 NICE 分类法,即窄带成像国际结直肠内镜分类法,适用于标准内镜(靛胭脂染色色素内镜

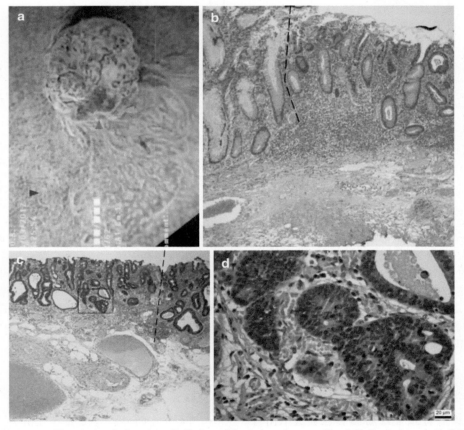

图 4.7　(a)结肠 LST 0-Ⅱb 显示网格状毛细血管模式(CPⅡ,蓝色三角),0-Ⅱa 小结节(红色三角是分界线)显示不规则密集的毛细血管模式(ⅢA,橙色三角),以及不规则稀疏的血管增厚的毛细血管模式ⅢB(绿色三角)[放大 NBI (80 倍)]。ESD 术后病理显示 0-Ⅱb 部分为低级别异形增生的管状腺瘤,Ⅱa 部分为原位癌。竖向三角表示增生性黏膜与肿瘤性黏膜的分界处(a 图为浅绿色三角,b 图为虚线),以及腺瘤和黏膜内癌(G2, T1a LPM)分界处(a 图为红色三角,c 图为虚线)。(b)含杯状细胞的增生性反应性黏膜(虚线以左)向管状腺瘤转变,管状腺瘤可见规则的假腺体,固有层的扩张的毛细血管。(c)腺瘤(虚线以右)向腺癌(虚线以左)转变,腺癌可见不规则腺体及增厚的毛细血管。(d)腺癌(G2, T1a LPM)(c 图中黑框内部分,10 倍放大)(感谢 Dr. Daniel Neureiter 供图)。

表 4.2　Sano NBI 下毛细血管模式(CP)分型[29](经日本胃肠内镜学会许可使用)

CP I 型	CP II 型	CP IIIA	CP IIIB
网格状毛细血管(−)	网格状毛细血管(+)	毛细血管密度增加	网状毛细血管成分支状,不规则卷曲,形成盲端
	黏膜腺体周围毛细血管	缺乏一致性	无血管表现
正常增生性息肉	腺瘤,M[a],sm-表浅[b]		黏膜下深层浸润[c]

a. 黏膜内癌。
b. 黏膜下浅层浸润(<1000 μm)。
c. 黏膜下深层浸润(≥1000 μm)。

表 4.3　NICE 分型[a]与 Sano 分型的关系

NICE 分型	1 型	2 型	3 型
颜色	与背景颜色相同或略浅	相对背景黏膜呈棕色(颜色来自血管)	相对背景黏膜呈棕色到黑色,有时内见片状白色区域
血管	无血管或呈带状血管可能提示病变	围绕白色结构的增粗的血管[b]	明显扭曲或血管消失
表面结构	黑色或白色大小一致的点状结构 或均匀一致的无明显结构	卵圆型,管状或分支状白色结构,周围棕色血管围绕	扭曲或血管消失
最可能的病理改变	增生性病变	腺瘤,HGIN,黏膜内癌[c]	黏膜下深层浸润[c]
Sano 分型[29]	I 型	II - IIIA 型	IIIB 型

修改自 Tanaka 等[29](经 John Wiley & Sons 公司许可使用)。
a. 可用于放大或非放大结肠镜检查。
b. 这些结构可能是腺凹开口的上皮细胞。
c. 2 型包含维也纳标准的 3 型,4 型及表浅的 5 型。在一些国家,如美国,NICE 2 型包括所有的腺瘤(低级别及高级别异形增生)。在美国,高级别异形增生包括原位癌、黏膜内癌。在日本,黏膜内癌的程度高于高级别异形增生。有些表浅黏膜下浸润的病变也有 NICE 2 型的表现。

和 NBI）（表 4.3）[26,30]。这一分类法经过一个国际研究组织的评估[26]。但是 NICE 分类仅能鉴别 sm2 及以上的表浅癌。

4.6.2 胃黏膜及其瘤变的微结构

胃黏膜显示为被细小沟槽分割开的由柱状细胞形成的胃小区。胃底和胃体黏膜是有胃底腺型腺体组成，在放大内镜及 NBI 下表现为圆形或卵圆形腺体开口，周围环绕棕色网格型毛细血管网（图 4.8，正常边界）。相反，远端胃体及胃窦幽门区为幽门腺，表面结构在放大内镜及 NBI 下表现为绒毛状表面及规则的开襟形模式（图 4.10，正常边界）。白光下正常没有胃炎的黏膜

可见规则的红色海星样黏膜下集合静脉（集合静脉排列规则），严重胃炎是这些集合静脉消失。严重的萎缩性胃炎（胃癌风险明显增加）白光下可见明显的黏膜下血管显露及肠上皮化生，肠化生在白光下表现为无明显界限的白色区域，放大内镜及 NBI 下可见边缘上皮白色带上有亮蓝嵴（light blue crests，LBC，参见第 8 章）。

如果白光内镜不仔细观察胃黏膜小的褪色性改变——平坦型早期胃癌的特点，不到 1cm 的小的早期胃癌很容易漏诊。因为只有 15%~20% 的早期胃癌为隆起型（0-Ⅱa/Is，通常为分化型腺癌），80%~85% 的早癌为浅表平坦型（Ⅱb）或浅表凹陷型（Ⅱc）（图 4.8 和图 4.10）。而这

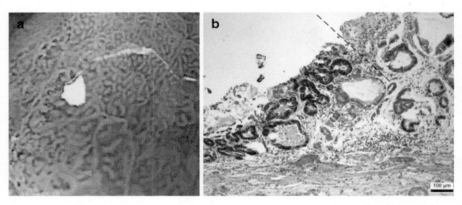

图 4.8　分化型胃癌（WDAC, tub, G1, pT1a MM）0-Ⅱa，胃体。(a)NBI（100 倍放大）胃底黏膜（红色三角，卵圆型 pit 模式）；绿色三角，ECG 清晰的边界；黄色三角，细网状不规则毛细血管模式（CP）；对于 CP，可与图 4.9 对比。(b)HE 染色照片显示 WDAC（左侧）与正常黏膜明确的分界（虚线）（感谢 Dr. Daniel Neureiter 供图）。

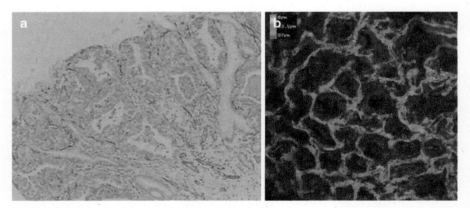

图 4.9　(a) 胃分化型腺癌的组织学图片显示黏膜内癌呈均匀性生长，形成相对规则的假腺体和毛细血管结构。(b) CD31 免疫组化染色毛细血管内皮细胞后，激光扫描显微镜显示胃分化型腺癌完整的毛细血管结构，为规则的网状结构（摘自 *Endoscopy*，经 Thieme 公司许可使用）[31]。

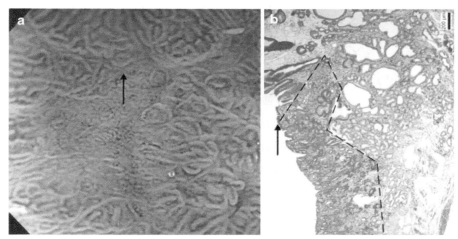

图 4.10　(a)分化差的弥漫型早期胃癌(PDAC)。微表面结构缺失，不规则、螺旋状稀疏的毛细血管结构，周围是绒毛状微表面结构的幽门型黏膜(摘自 *Gastroenterol Hepatol*，经 John Wiley & Sons 公司许可使用)[32]。(b)另一个 PDAC(虚线以左)组织学图片，表面癌组织侵占(箭头)及下方黏膜边界(虚线)，表面结构缺失，固有层癌细胞弥漫性浸润(感谢 Dr. Daniel Neureiter 供图)。CP 参见图 4.11。

些小的平坦型早期胃癌中 40% 为分化差的弥漫性腺癌(G3，PDAC)[16]。更大的问题是大部分小的 PDAC 仅表现为褪色性改变或颜色变化不大，在白光及放大 NBI 下都很难发现。癌的组织学改变可以解释为何会在内镜下有如此表现，因为 PDAC 的毛细血管分布稀疏，癌细胞在黏膜固有层呈弥散浸润，黏膜下层遮挡了黏膜下血管的显示(图 4.10 和图 4.11)。

CP(毛细血管模式)在管状腺的胃底及胃体呈数量不多的、规则的围绕腺体周围的网格状；在上覆绒毛或嵴样表面结构的胃窦或幽门呈螺旋状(图 4.8 和图 4.10)。分化型早期胃癌在放大内镜下表现为不规则的网格样 CP 及不规则的微表面结构(MSP)(图 4.8)。相反，一些小的 Ⅱc 型病灶，经常有非网格状及稀疏的 CP，表面病变可能是分化差的黏膜内癌(PDAC，图 4.10)或有

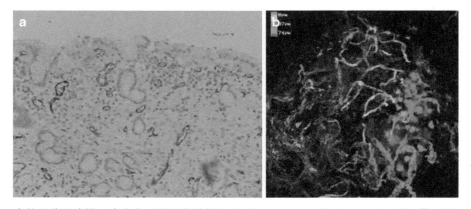

图 4.11(a，b)　小的凹陷型弥漫型未分化早期胃癌微构造(摘自 *Endoscopy*，经 Thieme 公司许可使用)[31]。(a)PDAC 的组织学、HE 染色及内皮细胞 CD31 免疫组化染色。(b)类似的未分化癌激光扫描显微镜重建固有层毛细血管结构，可见稀疏不规则毛细血管及螺旋状血管。

黏膜下深层浸润的分化型早期胃癌（特异性85%）。

正确描绘出早期胃癌进展度对保证阴性切缘的内镜切除非常必要。放大内镜及 NBI 有助于将贲门型早期胃癌的边界从周围正常黏膜中鉴别出来，更有助于与从 HP 感染所致胃炎或自身免疫性胃炎伴有肠化的萎缩黏膜中鉴别出早期的边界[27]。醋酸靛胭脂混合染色有助于显示出分化型早期胃癌的形态，但可能会掩盖小的Ⅱb型 PDAC（参见第 8 章）。

放大白光内镜随后进行放大 NBI 检查对小的Ⅱc 型胃黏膜癌的敏感性、特异性及准确性超过 90%[33]，提高了对慢性萎缩性胃炎引起的小的平坦型或凹陷型病变的鉴别诊断率[34]。早期胃癌的 MSP 及 CP 详细分析见第 8 章。

注意

对于胃，放大内镜 EY NBI 评估 CP 及 MSP 对鉴别以下病灶有着很高（90%）的特异性[9,27,31,33–37]：

● 非肿瘤性和肿瘤性黏膜。

● 腺瘤或分化型黏膜癌（HGIN，T1 m/sm1）和黏膜下深层浸润癌（≥sm2）。

4.6.3 柱状上皮的食管黏膜微结构

Barrett 食管（BE）是指食管柱状上皮（CLE）向胃食管接合处口侧延伸超过 1cm，胃食管接合处相当于胃黏膜皱褶的口侧末端（西方标准）或食管纵行栅栏状血管（IPCL）的远侧末端（日本标准）。根据美国的定义，食管远端有杯状细胞的柱状上皮必须通过活检证实有肠上皮化生，才能诊断 Barrett 食管。根据日本和英国胃肠病协会的定义，Barrett 食管就是指食管远端被柱状上皮替

代（有或无杯状细胞）。食管柱状上皮增加了食管腺癌或胃食管交界处腺癌的风险，而这种风险的增加似乎与有无杯状细胞无关[38,39]。事实上，在不规则齿状线上方一些小岛状柱状上皮黏膜及所谓的超短节段 BE，也可能增加癌症风险，同无杯状细胞的食管柱状上皮一样[40]（图 4.12a–f）。

来自日本的关于 Barrett 瘤变 MSP 和 CP 的研究很少，因为其发病率非常低，对该部位表面结构特征的研究远远落后于结肠和胃。目前已知食管柱状上皮黏膜 MSP 和 CP 的分型至少有 4种[41–44]，但没有一种被大家一致接受。一般来说，CLE 有 5 种不同的规则的表型（原点状和管状、线型、绒毛状、缺乏结构）（表 7.2）。NBI 下发现线型/绒毛状黏膜表面有亮蓝嵴，预示肠上皮化生的敏感性特异性达到 90%。

早期恶性病变多数为平坦型（Ⅱa–c，85%），在 Barrett 黏膜中，当病灶微小（≤5mm）或比较小时是很难发现的[45,46]。一般来说，在白光内镜下发现的任何黏膜发红或表面不平坦的微小变化一定要用放大内镜及 NBI（>60 倍）和醋酸染色进一步分析（图 4.12）。瘤变区域（HGIN 或早癌）为 0–Ⅱa–c 型，表面结构不平坦，边缘上皮呈不规则斑点状白色带，毛细血管结构不规则，在周围 BE 黏膜内病变区域界线清楚。瘤变的确诊仍需要进行靶向活检。

注意

在 CLE 内通过不规则的 MSP 和 CP 鉴别以下病变的准确性为 80%~90%[25,42,47,48]：

● 非肿瘤性 CLE（−/+肠化）与分化型黏膜内瘤变（HGIN，T1m 或 sm1）。

● 黏膜下深层浸润癌（≥sm2）伴有严重不规则 MSP（腺体结构破坏）和 CP（稀疏和重复的血管）。

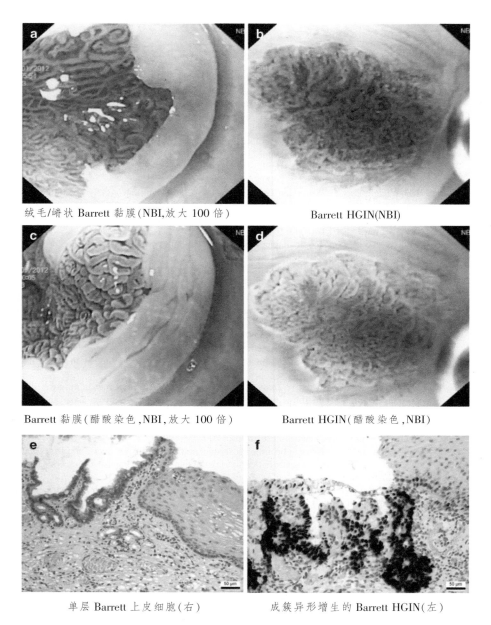

绒毛/嵴状 Barrett 黏膜(NBI,放大 100 倍)　　Barrett HGIN(NBI)

Barrett 黏膜(醋酸染色,NBI,放大 100 倍)　　Barrett HGIN(醋酸染色,NBI)

单层 Barrett 上皮细胞(右)　　成簇异形增生的 Barrett HGIN(左)

图 4.12(a-f)　高级别上皮内瘤变 Barrett 食管黏膜的典型病例(感谢 Dr. H.P. Allgaier 供图)。左侧部分(a,c,e):线形/绒毛形 Barrett 食管黏膜(a)NBI 下规则螺旋状毛细血管结构,(c)1.5%醋酸染色后见规则的微表面结构,(e)左侧为单层 Barrett 上皮边缘(HE 染色,放大 100 倍)。右侧部分(b,d,f):高级别上皮内瘤变的 Barrett 食管黏膜(b)不规则血管结构,(d)不规则微表面结构,(f)成簇异形增生的柱状细胞。(e,f) ESD 术后标本 HE 染色,(f)P53 免疫组化染色。(感谢 Dr. Tsuneo Oyama,Nagano 和 Dr. Daniel Neureiter,Salzburg 供图)

(陈引顺　刘枫　译)

参考文献

1. The Paris endoscopic classification of superficial neoplastic lesions: esophagus, stomach, and colon: Nov 30 to Dec 1, 2002. Gastrointest Endosc. 2003;58:S3–43.
2. George SM, et al. Classification of advanced colorectal carcinomas by tumor edge morphology: evidence for different pathogenesis and significance of polypoid and nonpolypoid tumors. Cancer. 2000;89:1901–9.
3. Heresbach D, et al. Miss rate for colorectal neoplastic polyps: a prospective multicenter study of back-to-back video colonoscopies. Endoscopy. 2008;40:284–90.
4. Rembacken BJ, et al. Flat and depressed colonic neoplasms: a prospective study of 1000 colonoscopies in the UK. Lancet. 2000;355:1211–4.
5. Kaltenbach T, et al. American Gastroenterological Association (AGA) Institute technology assessment on image-enhanced endoscopy. Gastroenterology. 2008;134:327–40.
6. Kodashima S, et al. Novel image-enhanced endoscopy with i-scan technology. World J Gastroenterol. 2010;16:1043–9.
7. Kudo S, et al. Colonoscopic diagnosis and management of nonpolypoid early colorectal cancer. World J Surg. 2000;24:1081–90.
8. Muto M, et al. Improving visualization techniques by narrow band imaging and magnification endoscopy. J Gastroenterol Hepatol. 2009;24:1333–46.
9. Uedo N, et al. Role of narrow band imaging for diagnosis of early-stage esophagogastric cancer: current consensus of experienced endoscopists in Asia-Pacific region. Dig Endosc. 2011;23 Suppl 1:58–71.
10. Uraoka T, et al. Narrow-band imaging for improving colorectal adenoma detection: appropriate system function settings are required. Gut. 2009;58:604–5.
11. Update on the Paris classification of superficial neoplastic lesions in the digestive tract. Endoscopy. 2005;37:570–78.
12. Ishihara R, et al. Quantitative analysis of the color change after iodine staining for diagnosing esophageal high-grade intraepithelial neoplasia and invasive cancer. Gastrointest Endosc. 2009;69:213–8.
13. Kondo H, et al. Sodium thiosulfate solution spray for relief of irritation caused by Lugol's stain in chromoendoscopy. Gastrointest Endosc. 2001;53:199–202.
14. Kawahara Y, et al. Novel chromoendoscopic method using an acetic acid-indigocarmine mixture for diagnostic accuracy in delineating the margin of early gastric cancers. Dig Endosc. 2009;21:14–9.
15. Japanese Research Society for Gastric Cancer. Japanese classification of gastric carcinoma. First English ed. Tokyo: Kanehara & Co., Ltd; 1995.
16. Everett SM, et al. Early gastric cancer in Europe. Gut. 1997;41:142–50.
17. Uraoka T, et al. Endoscopic indications for endoscopic mucosal resection of laterally spreading tumours in the colorectum. Gut. 2006;55:1592–7.
18. Saito Y, et al. Endoscopic submucosal dissection (ESD) for colorectal tumors. Dig Endosc. 2009;21 Suppl 1:S7–12.
19. Yoshida T, et al. Narrow-band imaging system with magnifying endoscopy for superficial esophageal lesions. Gastrointest Endosc. 2004;59:288–95.
20. Yao K, et al. Novel magnified endoscopic findings of microvascular architecture in intramucosal gastric cancer. Gastrointest Endosc. 2002;56:279–84.
21. Hoffman A, et al. High definition colonoscopy combined with i-Scan is superior in the detection of colorectal neoplasias compared with standard video colonoscopy: a prospective randomized controlled trial. Endoscopy. 2010;42:827–33.
22. Inoue T, et al. Comparative study of conventional colonoscopy and pan-colonic narrow-band imaging system in the detection of neoplastic colonic polyps: a randomized, controlled trial. J Gastroenterol. 2008;43:45–50.
23. Pohl J, et al. Computed image modification for enhancement of small-bowel surface structures at video capsule endoscopy. Endoscopy. 2010;42:490–2.
24. Sano Y, et al. Magnifying observation of microvascular architecture of colorectal lesions using a narrow-band imaging system. Dig Endosc. 2006;18:s44–51.
25. Toyoda H, et al. Detection of intestinal metaplasia in distal esophagus and esophagogastric junction by enhanced-magnification endoscopy. Gastrointest Endosc. 2004;59:15–21.
26. Tanaka S, et al. Aim to unify the narrow band imaging (NBI) magnifying classification for colorectal tumors: current status in Japan from a summary of the consensus symposium in the 79th Annual Meeting of the Japan Gastroenterological Endoscopy Society. Dig Endosc. 2011;23 Suppl 1:131–9.
27. Yao K, et al. Magnifying endoscopy for diagnosing and delineating early gastric cancer. Endoscopy. 2009;41:462–7.

28. Kudo S. Early colorectal cancer. Detection of depressed types of colorectal carcinoma. Tokyo: Igaku-Shoin Ltd; 1996.
29. Uraoka T, et al. Sano's capillary pattern classification for narrow-band imaging of early colorectal lesions. Dig Endosc. 2011;23 Suppl 1:112–5.
30. Hewett DG, et al. Validation of a simple classification system for endoscopic diagnosis of small colorectal polyps using narrow-band imaging. Gastroenterology. 2012;143: 599–607.
31. Nakayoshi T, et al. Magnifying endoscopy combined with narrow band imaging system for early gastric cancer: correlation of vascular pattern with histopathology (including video). Endoscopy. 2004;36:1080–4.
32. Okada K, et al. Diagnosis of undifferentiated type early gastric cancers by magnification endoscopy with narrow-band imaging. J Gastroenterol Hepatol. 2011;26:1262–9.
33. Ezoe Y, et al. Magnifying narrowband imaging is more accurate than conventional white-light imaging in diagnosis of gastric mucosal cancer. Gastroenterology. 2011;141:2017–25.e2013.
34. Ezoe Y, et al. Magnifying narrow-band imaging versus magnifying white-light imaging for the differential diagnosis of gastric small depressive lesions: a prospective study. Gastrointest Endosc. 2010;71:477–84.
35. Abe S, et al. Depth-predicting score for differentiated early gastric cancer. Gastric Cancer. 2011;14:35–40.
36. Tanaka K, et al. Features of early gastric cancer and gastric adenoma by enhanced-magnification endoscopy. J Gastroenterol. 2006;41:332–8.
37. Yokoyama A, et al. Novel narrow-band imaging magnifying endoscopic classification for early gastric cancer. Dig Liver Dis. 2010;42:704–8.
38. Gatenby PA, et al. Relevance of the detection of intestinal metaplasia in non-dysplastic columnar-lined oesophagus. Scand J Gastroenterol. 2008;43:524–30.
39. Kelty CJ, et al. Barrett's oesophagus: intestinal metaplasia is not essential for cancer risk. Scand J Gastroenterol. 2007;42:1271–4.
40. Riddell RH, et al. Definition of Barrett's esophagus: time for a rethink – is intestinal metaplasia dead? Am J Gastroenterol. 2009;104:2588–94.
41. Goda K, et al. Usefulness of magnifying endoscopy with narrow band imaging for the detection of specialized intestinal metaplasia in columnar-lined esophagus and Barrett's adenocarcinoma. Gastrointest Endosc. 2007;65:36–46.
42. Kara MA, et al. Detection and classification of the mucosal and vascular patterns (mucosal morphology) in Barrett's esophagus by using narrow band imaging. Gastrointest Endosc. 2006;64:155–66.
43. Sharma P, et al. The utility of a novel narrow band imaging endoscopy system in patients with Barrett's esophagus. Gastrointest Endosc. 2006;64:167–75.
44. Singh R, et al. Narrow-band imaging with magnification in Barrett's esophagus: validation of a simplified grading system of mucosal morphology patterns against histology. Endoscopy. 2008;40:457–63.
45. Pech O, et al. Prospective evaluation of the macroscopic types and location of early Barrett's neoplasia in 380 lesions. Endoscopy. 2007;39:588–93.
46. Theisen J, et al. Preferred location for the development of esophageal adenocarcinoma within a segment of intestinal metaplasia. Surg Endosc. 2006;20:235–8.
47. Endo T, et al. Classification of Barrett's epithelium by magnifying endoscopy. Gastrointest Endosc. 2002;55:641–7.
48. Ishihara R, et al. Significance of each narrow-band imaging finding in diagnosing squamous mucosal high-grade neoplasia of the esophagus. J Gastroenterol Hepatol. 2010;25:1410–5.

第 5 章

高分辨内镜超声：黏膜肿瘤的临床 T 分期

Tsuneo Oyama, Naohisa Yahagi

5.1 概述

高分辨内镜超声成像技术（High-resolution endosonography，hrEUS）通常使用的频率范围为 15~30MHz。从理论上而言，hrEUS 的分辨率可以达到 0.07~0.18mm。它的探头直径为 1.2~2.6mm，可以在内镜检查的同时，顺利通过内镜工作钳道进行超声扫查。任何感兴趣的区域都可依此进行高分辨局部分析。在另一方面，由于频率高，信号的穿透深度降低到了 2cm[1]。穿透深度与局部分辨率可以有效显示并分辨不同的胃肠道分层和局部血管，如穿通静脉或曲张静脉及局部淋巴结。

对于内镜下黏膜切除术而言，hrEUS 有助于解决两个主要问题：①切除是否安全；②切除是否为患者提供了一种有效的治愈方法。而这两个主要问题与肿瘤分期密切相关。

5.2 内镜超声技术下的胃肠道解剖

在一个五层结构中，最靠近探头的的高回声层代表了界面回声，第二层低回声层为黏膜层，第三层高回声层为黏膜下层，第四层低回声层为固有肌层，第五层高回声层为浆膜下/浆膜层。探头频率越高，分辨率越高，层数可能会发生改变，会出现黏膜肌层与肌层内的结缔组织层（图 5.1 和图 5.2）[2]。

5.3 黏膜肿瘤的临床分期

T 与 N 分期无论对于何种治疗都非常重要。大量的数据也证实了内镜超声相比较 CT 在诊断淋巴结方面更为可靠。传统内镜超声诊断术使用 7.5（3.5~15）MHz 的频率以显示疾病中周围结构以及相互的关系。但是，对于内镜下黏膜切除术而言，精准的 T1 内分期更为重要，比如 T1 分期中的 T1m 与 T1sm，或更进一步分别对应 sm1/2/3。

5.3.1 使用 hrEUS 进行 T 分期

相比较传统的内镜超声检查术，hrEUS 在进行上消化道的 T 分期时准确性更高（hrEus 为 81%，传统为 56%）[3]。一些研究就与浸润深度相关的淋巴结转移率进行了报道。简单而言，肿瘤浸润越深，越有可能发生淋巴结转移[2-15]。因此，准确地判断肿瘤的浸润深度不仅可以明确内镜下是否可以安全切除病灶，而且有助于帮助理解

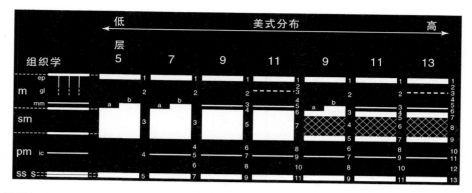

图 5.1 胃与结肠肠壁的分层结构(修改自 Yamanaka[2]；m，黏膜层；sm，黏膜下层；pm，固有肌层；ad，外膜；s/ss，浆膜下/浆膜层；ep，上皮层；gl，腺体；tp，固有膜层；mm，黏膜肌层；ic，肌间结缔组织；数字 1~13 分别对应各层)。

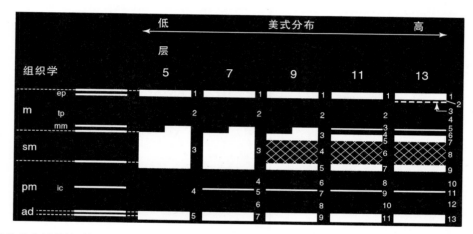

图 5.2 食管壁的分层结构(修改自 Yamanaka[2]；m，黏膜层；sm，黏膜下层；pm，固有肌层；ad，外膜；s/ss，浆膜下/浆膜层；ep，上皮层；gl，腺体；tp，固有膜层；mm，黏膜肌层；ic，肌间结缔组织；数字 1~13 分别对应各层)。

发生转移的风险,从而选择合适的治疗方法。

　　hrEUS 在早期食管肿瘤鉴别 T1m 与 T1sm 的价值[5]：准确率为 73.5%,敏感性为 62%,特异性为 76.5%。总而言之,小探头超声成像技术在食管、胃以及结直肠的准确率大约为 80%。

　　考虑浸润形状的形成,有助于正确地判断浸润深度。

　　当病灶出现不规则狭窄时, 约 60%存在黏膜下浸润;出现出芽征 (约 2mm 宽的低回声浸润)时,86%的病灶存在黏膜下浸润[8]。hrEUS 诊断的准确性可以高达 90%[16]：局限于黏膜层的低回声区域,或黏膜下的扇形低回声区域可以认为

EUS-m/sm1(图 5.3a)。黏膜下层出现拱形低回声区为 EUS- sm2 (图 5.3b),延伸到肌层的拱形低回声为 EUS-ad(如 T2,图 5.3c)。拱形低回声区域将 sm2/3 浸润病灶与 m/sm1 微浸润病灶鉴别开,拱形低回声区的出现意味着不适合进行内镜下切除治疗。

5.3.2 使用 hrEUS 进行 N 分期及准确性

　　内镜超声检查术在诊断早期食管癌方面已被证实优于 CT 诊断[11]。使用小探头超声诊断胃肠道 N 分期的准确性为 56%~87%,同时敏感性

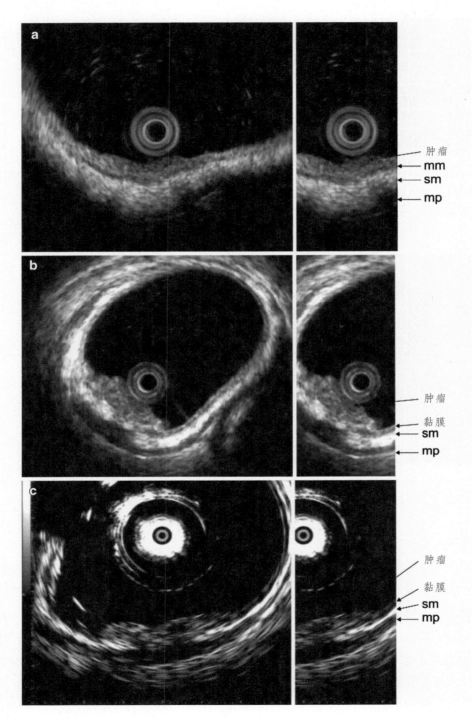

图 5.3　(a)乙状结肠侧向发育肿瘤,高分辨超声内镜中的 M 分期。(b)直肠的 0–Is 期病灶,高分辨超声内镜中 sm2 表现。(c)直肠的 0–Ⅱa+Ⅱc 期病灶,高分辨超声内镜中的 T2 表现。mm,黏膜肌层;mp,固有肌层;sm,黏膜下。

也相对较低（表 5.1）。因此，传统内镜超声检查术更适合进行病灶的 N 分期。

5.4　高分辨内镜超声检查术的局限

内镜超声检查术依赖于声学信号的传导。特别对于 hrEUS 而言，传导很容易受到小气泡甚至黏液的干扰。此外，有时解剖位置的限制，可能无法取得探头聚焦带的垂直平面图像和细致显示。对于发生在隆起型或带蒂的病灶、大的病灶或在胃食管连接处的病灶，hrEUS 诊断准确性稍

差。解剖特征可能会导致分期的误判，出错概率高达 27%，19% 的病灶会被过度分期[5]。对于超过 2cm 的肿瘤、黏膜下浸润以及溃疡性肿瘤，hrEUS 准确性稍低[20-22]。

同时，当 hrEUS 与高分辨内镜相比，内镜要比超声内镜诊断稍有优势，尽管差异不太显著。在诊断早期食管癌方面，有报道显示，内镜诊断准确率为 80%~90%，hrEUS 诊断准确性为 80%~85%[9,23]。因此，特别当高分辨、光学、数字变频选择都具备的前提下，仅使用内镜对于决定治疗性手段的选择就已经足够了[24]。

	准确率		敏感性	特异性
	T 分期	N 分期	N 分期	N 分期
食管	64~92	56	25	80
胃	61~82	80	73	89
结/直肠	60~93	87	63	95

表 5.1　hrEUS 的 N 分期[3,4,6,7,10,12-15,17-19]

5.5 病例:黏膜肿瘤的高分辨超声内镜及内镜分析

病例 1.直肠的小病灶 0-Is

在结肠镜筛查中,在直肠中部发现一个 10mm 大小的息肉样病灶,0-Is,形状不规则,表面可见凹陷。M-CE 与 hrEUS 分析后认为可行适当地切除治疗(图 5.4)。

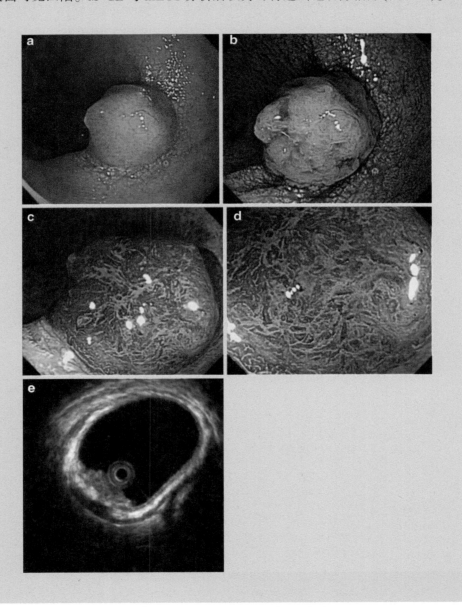

图 5.4　(a)10mm 大小直肠息肉 0-Is。(b)靛胭脂喷洒显示不规则表面。(c,d)使用结晶紫的染色内镜显示 Vi 型及 V_N 型 pit pattern,这是黏膜下浸润癌的典型表现。(e) hrEUS 显示大的黏膜下浸润癌,在高回声的黏膜下层有断裂征,同时有低回声的扇形区域到达固有肌层:EUST1sm3/T2。手术切除:腺癌 G2,psm3 (3500 μm), Ly0, V1 , pPM0, pDM0, pRM0。

病例 2：胃部病灶 0-Ⅱa

　　62 岁男性患者，胃镜发现胃体前壁颜色异常区，为 0-Ⅱa 胃部病灶（d 22mm）。分析后认为可行 ESD 切除（图 5.5）。

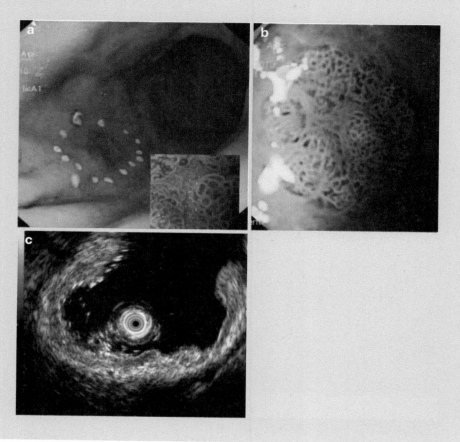

图 5.5　胃黏膜 0-Ⅱa 病灶。(a)ESD 标记后的病灶，标准 WLI。小图为：M-NBI 放大 60 倍图片，显示规则的增强的绒毛状微血管形态，伴有均匀的白色区域（隐窝上皮）。(b)M-NBI 放大 20 倍，显示绒毛状结构具有胃腺瘤特有的均匀白色区域与清晰的边界。(c)胃腺瘤的 hrEUS 图像显示完整的黏膜下回声。ESD 完整切除后病理提示为胃腺瘤伴低级别上皮内瘤变。

注意

　　当不能对病灶进行很好的放大内镜分析时，hrEUS 就非常重要了。

病例 3: 胃体上部 0-Ⅱc 病灶

70 岁男性患者,在胃体上部发现一个红色 0-Ⅱc 病灶。常规内镜提示深部黏膜下浸润癌可能,而 hrEUS 并不提示 (图 5.6)。患者接受了胃大部切除术。

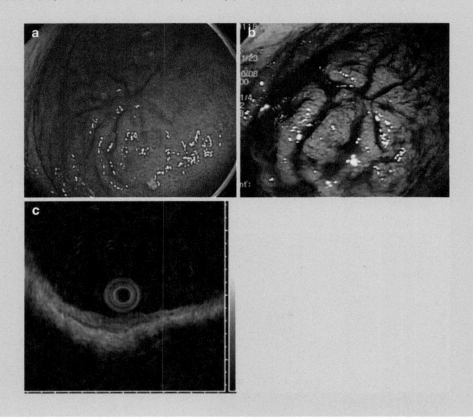

图 5.6 胃体上部一个红色病灶 0-Ⅱc。(a)病灶处的黏膜纠结在凹陷的地方不规则,逐渐变细。(b)靛胭脂染色使得凹陷处纠集黏膜的不规则、变细以及断裂显示得更为清晰。常规胃镜怀疑该病灶已有较深的黏膜下浸润。(c) 使用小探头(20MHz)环扫 EUS 显示高回声的黏膜下层回声连续。hrEUS 检查后疑为黏膜内癌,但根据常规内镜结果分析,最终进行了胃大部切除术。组织病理证实为黏膜内腺癌(tub2 > tub1), pT1(M), Ly0, V0, pPM0, pDM0, 0-Ⅱc, 35mm×30mm。

注意

如果内镜下对病灶的分期为 sm2,即使 hrEUS 结果支持可行内镜下切除,通常也应行外科手术以保证肿瘤的根治性切除。

病例 4：胃体上部 0-Ⅱc 肿瘤

　　常规内镜显示胃体上部一个小的、苍白的凹陷性病灶，有四周皱襞的断裂与融合。

　　通过常规白光内镜(WLI)、染色内镜和 hrEUS 分析，倾向胃大部切除术(图 5.7)。

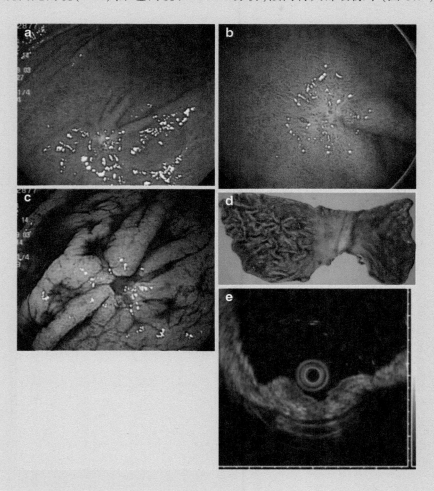

图 5.7　(a,b) 白光内镜显示胃体上部一个小的、苍白的凹陷性病灶，有四周皱襞的断裂与融合。(c)喷洒靛胭脂后显示皱襞不规则，提示有深部黏膜下浸润。(d) 20MHz 环扫 EUS 显示高回声黏膜下层有断裂征。临床诊断：eusT1b,sm2-3, WLI 下疑为低分化癌。(e)胃大部切除术后病理诊断：腺癌，部分为印戒细胞癌(sig > tub2)，pT1b(sm2)，Ly0，V0 pPN0。

病例 5：胃窦 0-Ⅱa + Ⅱc 的早期肿瘤

常规胃镜显示胃窦部小弯侧一个中央凹陷的平坦型(d 25 mm)病灶 0-Ⅱa + Ⅱc。根据胃镜及 hrEUS 标准,该患者的治疗首选胃大部切除(图 5.8)。

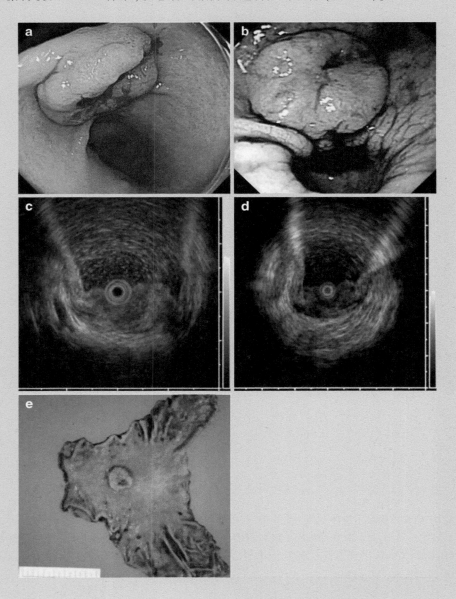

图 5.8 (a)WLI 显示中央凹陷型的平坦病灶 0-Ⅱa + Ⅱc。(b)喷洒靛胭脂后, (c,d)小探头环扫超声内镜检查(20 MHz)提示黏膜下浸润癌,固有肌层完整。(e)胃大部切除术：早癌 pT1a(pM), tub2, Ly0, V0, pN0, pPM0, pDM0。

注意

hrEUS 的术前诊断并不完美,可能会造成过度分期。

(张敏敏 金震东 译)

参考文献

1. Menzel J, et al. Gastrointestinal miniprobe sonography: the current status. Am J Gastroenterol. 2000;95:605–16.
2. Yamanaka T. JGES consensus meeting report in DDW-Japan 2000. Kobe: interpretation of the layered structure of gastrointestinal wall with endoscopic ultrasonography. Dig Endosc. 2002;14:39–40.
3. Hunerbein M, et al. Endosonography of upper gastrointestinal tract cancer on demand using miniprobes or endoscopic ultrasound. Surg Endosc. 2003;17:615–9.
4. Akahoshi K, et al. Pretreatment staging of endoscopically early gastric cancer with a 15 MHz ultrasound catheter probe. Gastrointest Endosc. 1998;48:470–6.
5. Chemaly M, et al. Miniprobe EUS in the pretherapeutic assessment of early esophageal neoplasia. Endoscopy. 2008;40:2–6.
6. Hamada S, et al. Preoperative staging of colorectal cancer by a 15 MHz ultrasound miniprobe. Surgery. 1998;123:264–9.
7. Hasegawa N, et al. Preoperative staging of superficial esophageal carcinoma: comparison of an ultrasound probe and standard endoscopic ultrasonography. Gastrointest Endosc. 1996;44:388–93.
8. Matsumoto Y, et al. Endoscopic ultrasonography for diagnosis of submucosal invasion in early gastric cancer. J Gastroenterol. 2000;35:326–31.
9. May A, et al. Accuracy of staging in early oesophageal cancer using high resolution endoscopy and high resolution endosonography: a comparative, prospective, and blinded trial. Gut. 2004;53:634–40.
10. Menzel J, et al. Preoperative staging of esophageal carcinoma: miniprobe sonography versus conventional endoscopic ultrasound in a prospective histopathologically verified study. Endoscopy. 1999;31:291–7.
11. Pech O, et al. The impact of endoscopic ultrasound and computed tomography on the TNM staging of early cancer in Barrett's esophagus. Am J Gastroenterol. 2006;101:2223–9.
12. Saitoh Y, et al. Efficacy of high-frequency ultrasound probes for the preoperative staging of invasion depth in flat and depressed colorectal tumors. Gastrointest Endosc. 1996;44:34–9.
13. Tsuda S, et al. Endoscopic ultrasonography versus probe for diagnosis of depth of infiltration of colorectal cancer. Endoscopy. 1998;30 Suppl 1:A85–7.
14. Tsuruta O, et al. Usefulness of the high-frequency ultrasound probe in pretherapeutic staging of superficial-type colorectal tumors. Int J Oncol. 1998;13:677–84.
15. Yanai H, et al. A blind comparison of the effectiveness of endoscopic ultrasonography and endoscopy in staging early gastric cancer. Gut. 1999;44:361–5.
16. Yoshida S, et al. Diagnostic ability of high-frequency ultrasound probe sonography in staging early gastric cancer, especially for submucosal invasion. Abdom Imaging. 2005;30:518–23.
17. Hunerbein M, et al. Transendoscopic ultrasound of esophageal and gastric cancer using miniaturized ultrasound catheter probes. Gastrointest Endosc. 1998;48:371–5.
18. Murata Y, et al. Endoscopic ultrasonography in diagnosis and mucosal resection for early esophageal cancer. Endoscopy. 1998;30 Suppl 1:A44–6.
19. Tsuruta O, et al. Endoscopic ultrasonography staging of superficial-type colorectal neoplasms for mucosectomy. Endoscopy. 1998;30 Suppl 1:A92–3.
20. Akashi K, et al. Ulcerous change decreases the accuracy of endoscopic ultrasonography diagnosis for the invasive depth of early gastric cancer. Int J Gastrointest Cancer. 2006;37:133–8.
21. Kim GH, et al. Accuracy of high-frequency catheter-based endoscopic ultrasonography according to the indications for endoscopic treatment of early gastric cancer. J Gastroenterol Hepatol. 2010;25:506–11.
22. Tsung PC, et al. Miniprobe endoscopic ultrasonography has limitations in determining the T stage in early colorectal cancer. Gut Liver. 2013;7:163–8.
23. Arima M, et al. Diagnostic accuracy of tumor staging and treatment outcomes in patients with superficial esophageal cancer. Esophagus. 2007;4:145–53.
24. Choi J, et al. Comparison of endoscopic ultrasonography and conventional endoscopy for prediction of depth of tumor invasion in early gastric cancer. Endoscopy. 2010;42:705–13.

第 2 部分

胃肠道不同部位早期肿瘤的内镜分析

第 6 章

鳞状细胞的食管和咽喉部：黏膜肿瘤

Tsuneo Oyama

6.1　前言

近几年，高危人群的机会性筛查和高风险状况下的上消化道内镜监测使得早期食管癌或食管高级别上皮内瘤变（HGIN）的诊出更为频繁[1]。早期食管鳞状细胞癌（pT1M- sm1）经根治性食管切除术几乎 100% 可以得到治愈[2]。根据大规模队列研究，对手术切除的肿瘤分期进行分析，结果显示当癌症局限于固有层（m2）时，淋巴结转移风险为 1%~3%；当癌累及黏膜肌层（m3）时，淋巴结转移风险为 9%；当黏膜下层（sm1）上三分之一（即黏膜肌层下<200μm）出现微小浸润时，淋巴结转移风险为 20%[2-4]；而对于符合低危标准（即 sm<200μm，G1 或 G2，L0，V0）的 sm1 食管癌而言，淋巴结转移风险仅为 4.2%[4,5]。食管癌早期（HGIN，T0m1，T1m2）的内镜诊断对于治愈性内镜切除术十分必要[6]。

6.2　食管和咽喉部鳞状细胞癌的内镜监测

为了获得最佳的可见度，应该在口服一杯含二甲基硅油和蛋白酶的水（0.25g/ 25mL 水；链霉蛋白酶 pronase® ，Kaken Seiyaku 公司，东京）5~

10min 后进行上消化道内镜检查，以清除胃上皮细胞上粘附的黏液，同时进行静脉镇静。

需要一种标准方法来进行肿瘤性病变的检测（参见 1.4.2 节）。插入内镜时，用常规白光模式（WL）进行仔细检查，对于食管和咽部，在撤出内镜时用窄带成像（NBI）模式（联合放大内镜）进行病变分析，目的是：

●密切观察黏膜颜色改变（在白光下的红色或苍白色，NBI 下的棕色），黏膜下树枝状（即分支状）血管网消失，白光下表面的不规则改变，以及食管的完整 NBI 成像。

●发现 NBI 成像中伴微小血管不规则改变的棕色斑点（放大倍数≥40 倍时），这种形态是异型增生和肿瘤的高度特异性表现之一[7]。

●色素内镜下 0.75% 卢戈液染色用以检查高危患者的鳞状上皮平坦型病变（咽喉部不予染色）。

●注意上皮出血性病灶或表面不规则改变。

6.3　运用白光成像技术观察肿瘤病灶的内镜表现

鳞状上皮型食管呈淡橙色或泛白色，光滑面有反光，白光下内镜检查未见腺体形态，放大内镜（白光成像下放大 60 倍）观察微表面可见微小腺体开口，及卢戈液染色后呈棕褐色。白光和 NBI 下黏膜下血管形态清晰可见(图 6.1a,b)。

使用标准白光内镜检查黏膜瘤变表现为：

●黏膜略呈微红色(与正常黏膜相比)。

●或表面覆盖微小白苔(角化型鳞状上皮细胞癌)。

●表面结构可见颗粒不平,质地柔软。

●正常黏膜反光消失。

●黏膜下静脉分支状血管网消失。

早期鳞状细胞肿瘤的大体分型。根据肿瘤的大体分型方法(表 4.4)，极早期食管癌(高级别上皮内瘤变和鳞状细胞癌 PT1a 期)病变局限在上皮层(m1)或固有层(m2)，表现为 0-Ⅱb 型(表 4.4)。轻微凹陷型肿瘤(0-Ⅱc 型)sm2 浸润的可能性为 30%，而对于表浅隆起型食管癌(0-Ⅱa 或 0-Ⅱa+Ⅱc 型)，sm2 浸润可能性增加至 50%，这与乳头内毛细血管襻形态(IPCL)的改变诊断相一致。隆起型(0-Ⅰs 型)或溃疡型(0-Ⅲ型)鳞状细胞癌通常为 sm 深层浸润。表 6.1 列出了在进行 NBI 放大内镜分析前已诊断的不同形态早

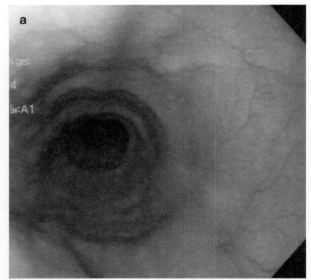

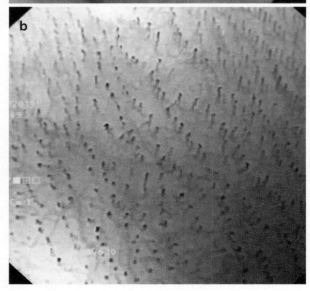

图 6.1　正常的鳞状上皮食管。(a)图示标准白光下见黏膜下树枝状血管形态(及非常模糊的食管乳头内毛细血管襻。(b)图示 NBI 放大内镜 60 倍下见鳞状上皮食管规则直线型 IPCL 形态 (A 环 JES；CPI 型，Inoue)(待续)。

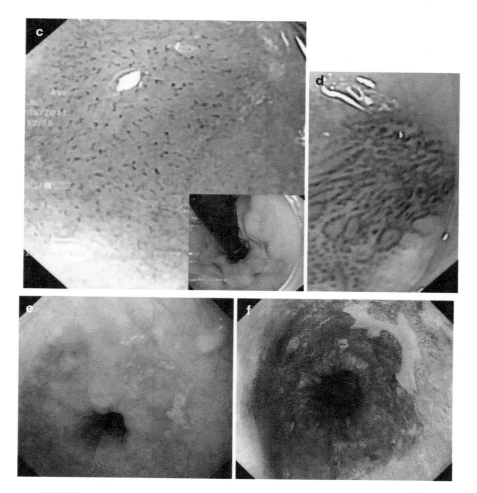

图 6.1（续）　(c)NBI 放大内镜 40 倍下见 IPCL 形态正常的 A 型襻，JES（Inoue Ⅱ型伴 IPCL 延长）。70 岁女性患者患有轴向裂孔疝及慢性胃食管反流病，进行奥美拉唑药物治疗后，其鳞状细胞黏膜（下段食管左侧壁）出现食管炎后改变（小图为白光下贲门处倒镜视图）。(d)同一患者在 NBI 放大内镜 60 倍下 IPCL 为形态正常 A 型襻，JES（Ⅱ和Ⅲ型，Inoue）伴延长及部分形态改变。(e)左侧图示白光下早期鳞状细胞癌 0–Ⅱa 及Ⅱb 型。(f)右侧图示卢戈液染色见未染色的鳞状细胞癌及轻度"粉红色征"。

期鳞状细胞癌的 sm 浸润风险及发生率[3]，进而解释了在早期鳞状细胞食管癌中 0–Ⅱb 型和 0–Ⅱa 型相对比例较低的原因。

　　色素内镜下 0.75%~1% 碘溶液染色有利于对表浅鳞状细胞癌的侧缘进行检测和分析：

　　●卢戈液未染色区域表示鳞状细胞癌（或极少数为炎症）[8,9]。

　　●2~3min 后卢戈液未染区域可见白光下呈"粉红色征"（NBI 下呈"银色征"），这是鳞状细胞癌的典型表现[9]。

　　然而，卢戈液可引起炎症也是一个问题。有

时，患者会有胃灼热的不适感，极少数情况下会引起休克。

6.4　基于 NBI 放大内镜的黏膜病灶的内镜诊断：微血管的基本形态（MVP）

　　食管的正常鳞状上皮可见乳头内毛细血管襻（IPCL）形态规则，其形态在 NBI 放大内镜观察下能获得更加清晰的成像。NBI 放大内镜检查（放大 60 倍以上）可以清楚显示微血管形态

表 6.1 食管早期鳞状细胞癌(ESCC)

分型	ESCCª 发生率(%)	肿瘤浸润深度(大体分型百分比)		
		M1&M2	M3&sm1	≥sm2
0-I 期(s,p)	14	4	17	79
0-IIa 期	16	20	31	49
0-IIb 期	12	69	16	15
0-IIc 期	38	36	35	29
0-IIa+IIc 期	8	10	37	53
0-III 期	4	3	13	83

肿瘤大体分型与肿瘤浸润深度的关系。加黑数字提示黏膜下深度浸润(有效内镜切除术的禁忌证)的高度可能性。
a. 对日本 1990-1994 年的 1853 个手术或内镜切除 ESCC 的患者进行多中心分析[3]。图像修改自参考文献[2]。

(MVP),包括固有层黏膜中纵行排列的细而平直的 IPCL(MVP I 型,Inoue),以及黏膜下层较粗的微动脉和斜行微静脉的分支状形态(图 6.1a,b)。黏膜微血管形态改变是准确进行黏膜病变内镜诊断的关键(表 6.2)。MVP 是根据 IPCL 的四大特点的改变来进行分类的,即长度(延长),弯曲度、口径(粗细)和形状(血管襻变形)。同时还反映了上皮内乳突的解剖结构改变,其解剖结构被肿瘤的垂直浸润和血管增生所破坏。

非肿瘤性病变可出现正常生长形态的变异类型:IPCL II 型(IPCL 伸长,卢戈液碘染轻度染色)(图 6.1C),IPCL III 型(明显延长,部分 IPCL 弯曲,不连续;卢戈液碘染不染色),这是急性轻度或重度慢性食管炎的典型表现(见图 6.1d)。

平坦型肿瘤表现为略发红或(角化)白色区域,并常在喷涂卢戈液几分钟后出现"粉红色征"(图 6.2e,f)。NBI 模式下棕色区域显而易见,在 NBI 放大内镜下显像增强,微血管形态不规则,正常的 sm 树突状血管形态消失(图 6.2a-f)。鳞状食管的 Inoue 微血管分型方法已广泛应用[7,10,11],而

参考日本食管学会 (JES) 制定的食管癌分类标准,可将其简化为 A,B1,B2 和 B3 型(表 6.2,图 6.2a-f;参见图 6.5h)。IPCL 形状和口径方面的肿瘤性改变包括保留 IPCL 的襻状结构,但 IPCL 卷曲并轻微扩张,以及 IPCL 延长,这均是异型增生 (低级别上皮内瘤变或高级别上皮内瘤变)或黏膜内癌(M1,M2)的典型表现,并归为 MVP 异常襻 B1 型,JES 分型 (IV 型,V-1 型和 V-2 型,Inoue 分型)。

SCC 扩展至黏膜肌层(M3)或侵入黏膜下层浅层(SM1)时通常表现为部分 IPCL 消失,这是因为上皮乳头结构受损,和(或)IPCL 显著延长,以及与毗邻 IPCL 融合形成 MVP V-3 型(JES 无襻 B2 型)。明显结构紊乱且破坏的 MVP V_N 类型 (JES 血管增粗 B3 型)表现出包括异常肿瘤血管增粗在内的所有四种异常情况,这是深层 sm 浸润的鳞状细胞癌的典型特征(图 6.2f)[7,10,12]。

注意

NBI 模式可以显示鳞状细胞食管中 IPCL 的微血管形态改变,该改变能够高精度地区分[10,13,14]:

表 6.2　（NBI 模式下）鳞状细胞食管的微血管形态					
Inoue 分类(修改版)[a]		**组织病理学**		**日本食管学会(JES)分类[b]**	
MVP 类型	IPCL	浸润	淋巴结	IPCL 类型	MVP 类型
I 型		非肿瘤性		正常 IPCL 形态	A
II 型					
III 型					
IV 型		EP	0%~1%	异常环状形态	B1
V–1 型		m1	2%(1%~9%)		
V–2 型		m2			
V–3 型 c		m3(mm)/sm1	10%/20%	无环形态	B2
Vn 型 c		sm2(广泛浸润)	约 50%	后壁肿瘤血管	B3

a.经 John Wiley & Sons 公司许可使用，根据参考文献[7,10]进行修改（参见图 6.2a–f）。

b.日本食管学会(JES)的食管鳞状细胞癌分类方法。

c.卢戈液碘染未染色。

- 非肿瘤病变(MVP I 型和 IIa 型)与肿瘤病变(MVP IV–V$_N$/B 型)的鉴别。

- 黏膜内高级别上皮内瘤变/sm-微小浸润癌(MVP IV–V3/B1(B2)型)与黏膜下深层浸润癌(MVP V$_N$/B3)的鉴别。

6.5　非肿瘤性和肿瘤性病变的内镜诊断

　　鳞状细胞食管的红色扁平病灶可以为各种炎症、非肿瘤病变和肿瘤性病变。对比图 4.2a，可以发现病灶的大体分型方法。大部分为不同原因导致的食管炎性病变(糜烂，平坦型溃疡，炎性增生)（如图 6.3a)[15]。这些病变均表现为炎性的 IPCL II 型或 III 型(Inoue 分型)，即 JES 分类中的正常襻 A 型。机械性损伤可能会导致 IPCL 形成血肿（图 6.3 c–e)。严重的缺血性损伤可能会出现灰黑色区域，即所谓的黑色食管（伴 IPCL A 型)。这不同于黑色素沉着病(图 6.3f)，后者标志着既往有毒物暴露史，并伴鳞状细胞癌风险[1,16]。类似地，有色素沉着的黏膜下病灶病理活检可能表现为色素痣或恶性黑色素瘤。

　　白色平坦型病变常常是念珠菌性食管炎(图 6.3b)，糖原棘皮症，表现为伴有隐匿的 sm 树突状血管形态的平滑白色斑点，少数情况下可见黄色脂质沉积的泡沫细胞，白色平坦型病变还可能是平坦型乳头状瘤，当然也较为少见[15]。这些改变均显示为接近正常的 IPCL 形态即 I 型或 II 型

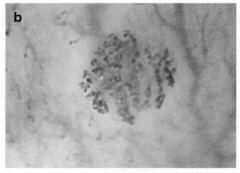

Ⅳ型(B1 襻),鳞状细胞癌 pM1(EP),0-Ⅱb 期。   V-1 型(B1 襻),鳞状细胞癌(pEP),Ⅲ期(左为 A 襻)。

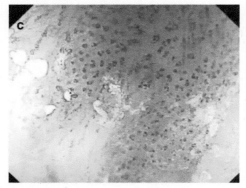 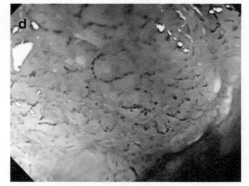

V-1 及Ⅳ型(B1 襻),鳞状细胞癌 pM1,0-Ⅱb 期。   V-2 型(B1 襻),鳞状细胞癌 pT1M(LPM),0-Ⅱb 期。

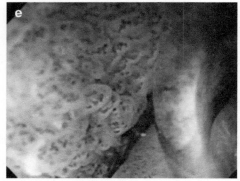

V-2 型(B1 襻),鳞状细胞癌 pT1M(LPM),0-Ⅱa 期。 V_N 型鳞状细胞癌 pT1b(sm2),较粗的血管 B3,0-Is 期。

图 6.2   (a-f)NBI 放大内镜下(放大 60~100 倍)(参见表 6.2)鳞状细胞癌的微血管形态分型,ESD 后得到相应组织学检查结果。

(JES 分类中的 A 型)。乳头状瘤多为 0-Ⅱa 型或 0-Is 型病变,而其表面形态与鳞状细胞癌则完全不同。乳头状瘤呈海葵状,IPCL Ⅱ形态少见,能看到的 IPCL 为型Ⅱ或Ⅲ型 (图 6.3g-l)。大约 80% 的乳头状瘤为单发,20% 为多发性,可能由病毒诱发[15]。

少数情况下,白色平坦型病变(0-Ⅱb,Ⅱa

期)MVP 显示为 B1-B3 型,这种改变为角化型鳞状细胞癌(图 6.4)。

注意

病灶处黏膜下层树突状血管形态未见消失,提示 LPM 无肿瘤性浸润(图 6.3e)。

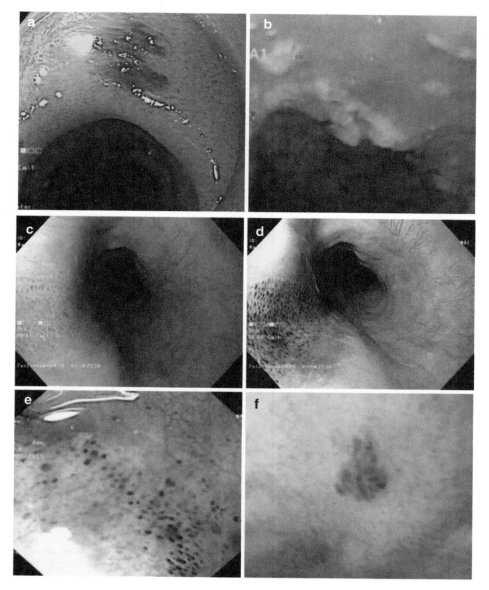

图 6.3　(a)移除肠道引流管后,胰液胆汁反流引起下段食管急性炎性损伤。患者为毕Ⅱ式胃大部切除术后。(b)白光下可见胃食管交界处念菌食管炎,覆有白色真菌斑块(注意:白色真菌斑块上皮损伤,未见新生血管形成)。(c-e)0-Ⅱa型病灶(前壁,14~16cm)。(c)白光下见鳞状上皮损伤(IPCL 微血肿),该损伤由上段食管括约肌部位的机械剪应力导致。(d)NBI 检查。(e)NBI 放大内镜放大 60 倍下检查。病例:59 岁体健女性,环咽部吞咽困难。组织学病理检查可见上皮乳头规则,可见鳞状上皮层伴表面鳞状上皮细胞层缺失。(f)65 岁体健女性,NBI 放大 20 倍下见正常鳞状食管中段黑色素沉着。(待续)

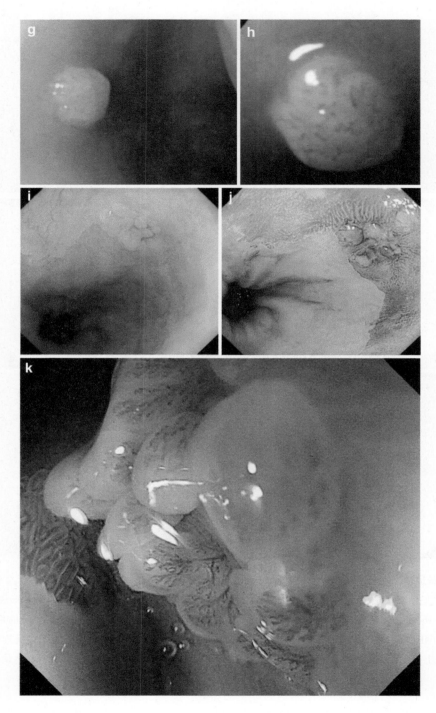

图 6.3(续)　(g-k)鳞状食管乳头状瘤。(g)白光检查可见:白色,0-Ⅱa 型。(h)NBI 放大内镜放大 40 倍下可见:IPCL Ⅱ型。(i)食管裂孔疝附近鳞状细胞食管乳头状瘤。(j)卢戈液染色:(白光放大 4 倍)见轻微卢戈液染色至卢戈液不染区。(k)NBI 放大内镜放大 100 倍下可见海葵样表现(IPCL A 型襻,JES)。(待续)

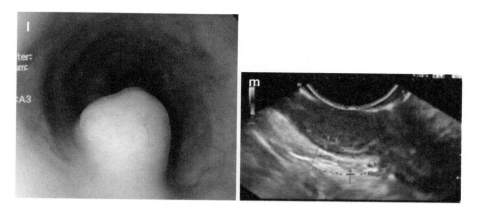

图 6.3(续)　(l)白光下，中段食管可见苍白色平滑肌瘤(尺寸>10mm)，表面覆有正常鳞状上皮。(m)超声内镜 (7.5MHz) 示 sm 层邻近的低回声病变，FNP 见 S-100 表达的颗粒细胞瘤 (阿布里科索夫瘤)(G. Kleber 供图) (采用 ESD 进行整块切除，根据 Ki-67 指数判断其良恶性)。

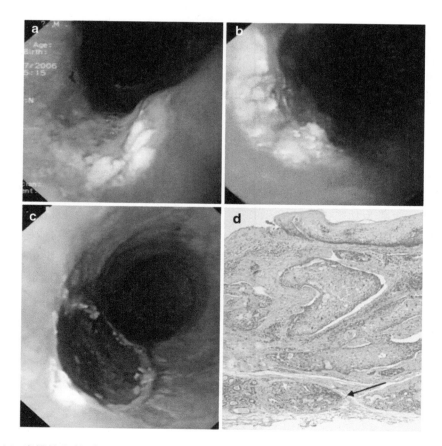

图 6.4　(a)67 岁男性患者，中段食管见发白的 0−Ⅱ 期肿瘤。活检结果：白光下可见角化型鳞状细胞癌 G2。 (b)白光下见卢戈液不染色的 0−Ⅱa 期肿瘤。(c)0−Ⅱa 期鳞状细胞癌 EMR 术后的创面。(d)角化型鳞状细胞 癌 G2，sm 浸润(sm1~2)。基底切缘阳性(R1，←)。患者已行食管癌根治术(无残留鳞状细胞癌，pN0)。(待续)

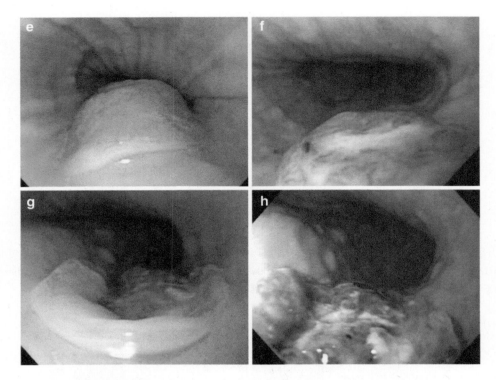

图 6.4(续) (e)白光下,中段食管鳞状黏膜 0–Is 型病变。活检结果:鳞状细胞高级别上皮内瘤变。(f)NBI 放大 20 倍下见 MC 分型 V_N 型,稀松的,外观深层 sm 浸润。(g)显示骨髓增生异常综合征一个疗程化疗 6 周后同一病变部位:白光下放大 20 倍可见 0–Ⅱa+Ⅲ 型(出现典型的深部 sm 浸润)。(h)NBI 下放大 20 倍,可见 0–Ⅲ 期溃疡型病变伴表面结构缺失,MVP B3 型。

发红的隆起型病灶包括分化良好的癌(非角化型),炎性息肉,部分黏膜下肿瘤[如神经内分泌肿瘤,胃肠道间质瘤,颗粒细胞瘤(阿布里科夫瘤)](图 6.31,m),少数为黏膜内转移癌(如乳腺癌转移)。分化良好的鳞状细胞癌,如出现隆起型病灶,一般为 sm 深层浸润(浸润深度>200μm),且在 NBI 放大内镜下可以见到 MVP 为 V_N 型(JES 分类中的 B3 型)。超声内镜的肿瘤分期可用来判断手术切除的可行性。

炎性息肉(0–Is 或 Isp 期)覆有典型的鳞状细胞上皮,且常呈炎性糜烂或溃疡性变;其间质呈纤维化,慢性炎性或肉芽肿性单核细胞浸润伴或不伴嗜酸性粒细胞增多。

在非糜烂部位,鳞状细胞上皮平滑,符合 JES 分类中的正常襻 IPCL A 型[15]。较大的有症状的炎性息肉应内镜下切除,同时必须采取措施以防滋养血管大量出血[17]。

食管鳞状上皮的肿瘤病变大多为平坦型(0–Ⅱ型,79%),极少数为隆起型(0–Ⅰ期,16%)或凹陷型(0–Ⅲ型,5%)(表 6.1)。通常情况下,隆起型癌变(0-I 期)与隆起与凹陷混合型病灶(0–Ⅱa+c 型或 0–Ⅱa+Ⅲ 型)均能比较容易发现(图 6.4)。色素内镜下 0.75%~1%的碘液染色有利于进行表浅型鳞状细胞癌侧缘的检测和分析[8,9]。

注意

为了检测到食管和咽喉部不太明显的平坦型肿瘤(0–Ⅱa,b,c 型),需重点关注以下几点:

● 白光检查见黏膜颜色发红色或苍白。
● 表面不规则和 sm 树枝状血管形态消失。
● NBI 模式下可见鳞状上皮上出现棕色斑点。

必须通过 NBI 放大内镜(伴或不伴卢戈液

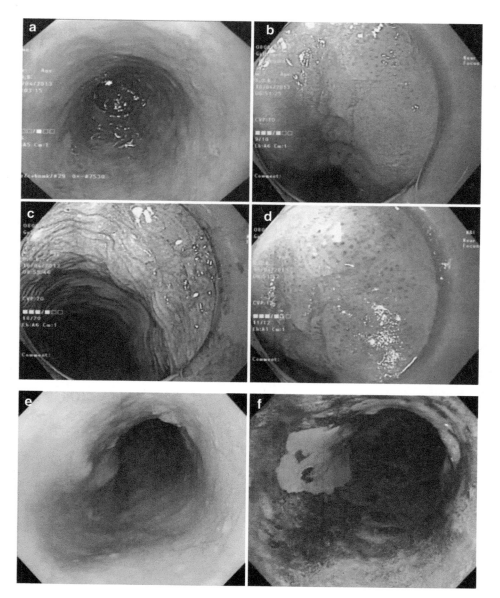

图 6.5　近端食管处 0-Ⅱb+Ⅱa 型鳞状上皮癌。(a)白光下,可见 0-Ⅱa 型(从 12 点到 4 点位置),微红色柔软表面(反光消失及 sm-VP)。(b)白光下放大 40 倍,可见 0-Ⅱa 期微红色病变(11 点到 5 点位置),sm 树枝状血管形态消失。(c)0-Ⅱa 期卢戈液不染色的鳞状细胞癌伴"榻榻米征"表现(如竹板状)。(d)0-Ⅱa 型病灶,JES 分型中异常襻状微血管形态 B1 型(Inoue 分类中的 V1 和 V2 型),NBI 放大内镜下(放大 40 倍)。(e,f)显示双灶性鳞状上皮癌 0-Ⅱb 型及 0-Ⅱa 型(鳞状细胞癌 m3 和 sm1-2)。(e)显示白光模式下食管中段可见微红病灶,部分呈隆起型,0-Ⅱb+Ⅱa 型,病灶范围超过食管周径的二分之一(8 点到 3 点位置)。(f)显示卢戈液染色可见两处未染色黏膜区(0-Ⅱb 型及 0-Ⅱa 型)毗邻,以及多处微染区(极可能为异型增生区)。(待续)

色素内镜检查)对所有此类棕色斑点进行分析:

●微血管形态出现不典型增生,如 B1-B3 型(Inoue 分类中的 Ⅳ-V_N 型),提示高级别上皮内瘤变或黏膜癌[7,11]。

●未染色的病变伴或不伴卢戈液碘染粉红色征。

6.6 食管鳞状细胞癌浸润等级的内镜诊断

早期鳞状细胞癌的纵向延伸深度与肿瘤大体类型及微血管形态异常[1-3,9]密切相关。正如进行 NBI 放大内镜检查之前所测结果一样，通过大量早期肿瘤切除标本的研究显示，大部分早期肿瘤是平坦型(0-Ⅱ,70%)，少数为隆起型(0-Ⅰ,16%)或凹陷型 (0-Ⅲ,5%)(表 6.1)。0-Ⅰ 或 0-Ⅲ型早期鳞状细胞癌 80% 以上出现黏膜下深层浸润(sm2-3 或 T2 型)及 50% 有淋巴结转移，而 50% 0-Ⅱa 型和 0-Ⅱa+Ⅱc 型出现黏膜下深层浸润(图 6.5a-h)，同时伴 IPCL 形态不规则(图 6.2,图 6.5g-h)。30% 的 0-Ⅱc 型鳞状细胞癌发生 sm2-3 浸润，同时淋巴结转移风险增高[3,18]。

Ⅱb 型完全平坦型肿瘤通常(>80%)不发生或极少发生纵行浸润，且大多数属于 T1a 期(原位癌或 LPM)(图 6.6a-d)。0-Ⅱb 型表浅型肿瘤的典型病例表现为卢戈液染色阴性，以及高度不规则且密集的 B1 型 IPCL，这种表现内镜下可诊断为高级别上皮内瘤变或分化型鳞状细胞癌伴浅表浸润(原位癌或 LPM)(即所谓的光学活检，特异性>80%)。

有经验的内镜医师对食管鳞状细胞癌食管的黏膜下层浸润程度进行内镜预测准确度可达 84%，相当于高分辨率(20 MHz)超声内镜的准确度[19]。

注意

以下为鳞状细胞癌黏膜下深层浸润的内镜下表现：

- 息肉状肿瘤(0-Ip 型,0-Isp 型,0-Is 型)。
- 肿瘤伴溃疡形成(0-Ⅲ 型)。
- Ⅱa 型肿瘤 (约 48%) 和 Ⅱa+Ⅱc 型肿瘤(66% 出现 sm2 浸润)。
- JES 分类中的 B2 和 B3 型微血管(Inoue 分类中的 V3 型和 V_N 型)。

6.7 早期鳞状细胞癌的内镜切除

食管鳞状细胞癌基本上应行整块切除。食管行圈套-内镜下黏膜切除术(snare-MER)的范围有限，因此，圈套-EMR 的适应证仅有：

- 鳞状细胞癌 T0m1(高级别上皮内瘤变)或 T1m2，大小≤2cm。

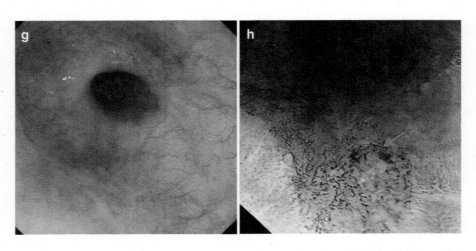

图 6.5(续) (g)显示白光下食管中段可见微红色病灶,0-Ⅱb 型。(h)NBI 下放大 40 倍观察可见 JES 分类中的 IPCL 无襻 B2 型(即 Inoue 分类中的 V-3 型)(红色箭头所示)。组织学:鳞状细胞癌 m3 和 sm1(T1b,sm1)。

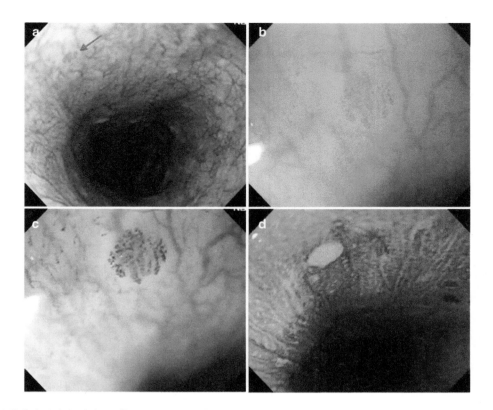

图 6.6　显示黏膜内肿瘤性病变 0–Ⅱb 型。组织学：高级别上皮内瘤变。(a)在食管进行标准的 NBI 成像，可见较小的棕色斑点(红色箭头所示)，0–Ⅱb 型。(b)显示白光放大内镜(放大 80 倍)下观察可见微小病灶(异常血管襻，sm 血管消失)，病理活检结果为 0–Ⅱb 期。(c)NBI 放大内镜(放大 80 倍)下观察可见异常血管襻 B1 型。(d)图显示进行卢戈液染色后可见未染病灶，0–Ⅱb 型。注意：(a–d)显示的病变特点均与黏膜内癌或高级别上皮内瘤变(直径 1mm)相符。

　　较大的病灶在技术上而言可用橡皮圈 EMR 或圈套 EMR 行分块切除（例如，帽辅助 EMR）[20–23]。T1m 期食管鳞状细胞癌（SCC）行 EMR 术预后与食管切除术相仿（疾病 5 年生存率分别为 95% 和 93.5%)[23]。然而，分块 EMR 术后复发率较高(超过 25%)[21]，因此不再作为既定术式。同样的，食管鳞状细胞癌采用钩刀 ESD 术整块切除后未见复发[102 例病例，术后平均进行 21(3~54 不等)个月的随访][6]。此外，EMR 与 ESD 的回顾性对比显示 ESD 有更高的整块切除率（100%)，而帽辅助 EMR 为(87%)，双钳道 EMR 为（71%）；根治性切除率分别为 97%，71% 及 46%[20]。小于 1.5cm 的肿瘤行帽辅助 EMR 术也可获得相同的整块切除率(100%)，但是其治愈率(86%)低于 ESD 术(97%)[20]。因此，即使面积较小的黏膜鳞状细胞癌也可选行 ESD 术。

　　内镜黏膜下剥离术适用于较大（≥20 mm）的高级别上皮内瘤变(HGIN)或 JES 微血管分类 B1 型（Inoue V–1 和 V–2 型）的早期磷状细胞癌。对于手术风险高的患者(表 6.3)，JES 微血管分类 B2 型（即 Inoue MVP V–3 型）的早期食管可作为行 ESD 的扩展适应证。行 ESD 术之前需要进行靶向活检以确定 HGIN 或 G1 或 G2 鳞状细胞癌的诊断。

　　鳞状上皮食管行 ESD 术的经典适应证为[4,6]：

　　● HGIN 或鳞状细胞癌 G1 或 G2，T0m1 或 T1m2 累及食管周长 2/3 以下。

　　ESD 的相对适应证为：

　　● HGIN 或鳞状细胞癌 G1 或 G2，T0m1 或 T1am2，累及整个食管全周。

　　● 鳞状细胞癌 G1 或 G2，T1b 期，sm1(sm 浸润深度<200 μm，L0V0)不伴溃疡性病变，根据临

表 6.3	食管早期鳞状细胞癌内镜下整块切除的标准适应证(上列)和扩展的适应证(下列)[4.6.24]		
组织病理学	浸润深度(所有的 L0 和 V0)	分型	大小
高级别上皮内瘤变/ 鳞状细胞癌 G1 或 G2	≤M2	0-Ⅱb 型	任意大小
	M3[a]	Ⅱa-c 型	<50 mm
	sm1 < 200μm[b]	无溃疡性变	

a,b.淋巴结阳性的总风险为 9%(M3)+20%(sm1)。然而,当符合低风险标准(≤G2,L0,V0)时,sm1 肿瘤发生淋巴结转移的风险仅为 4.2%[5]。

床分期无淋巴结转移表现。

sm 深层浸润(sm2-3)的鳞状细胞癌发生淋巴结转移的风险增高(28%~49%)[2.18]。然而,sm 表浅浸润(黏膜肌层下<200μm 处)的分化型鳞状细胞癌(G1 或 G2 和 L0,V0)的患者仅有 4.2% 出现淋巴结转移[5],并可作为手术高风险患者行 ESD 的相对适应证。鳞状细胞癌淋巴管浸润为淋巴结转移重要的预测指标,需追加治疗(食管切除或放化疗)[2,4,24]。

食管 ESD 禁忌证:

● 有证据表面发生 sm 深层浸润(R2 切除的风险)。

● 明显的出血倾向(例如,抗血小板-抗凝联合治疗)。

● 技术上可切除性极低或不可能。

● 咽部上皮细胞瘤的 ESD 治疗。

● 下咽部鳞状上皮癌的 ESD 治疗指征[24, 26]。

● 高级别上皮内瘤变或鳞状细胞癌 G1 或 G2, T1a(T0m1 或 T1m2),技术上可切除(气管插管下行全身麻醉情况下)。

没有大规模的病例报告早期咽部癌淋巴结转移与黏膜下浸润深度的关系。由于结构上的差异,使得食管 ESD 治疗标准不能推广到下咽鳞状细胞癌治疗。因此,浸润性癌行 ESD 治疗的适应证尚有争议[24]。大小适当的癌前病变或 T1a 期上皮癌(直径<1cm)可行 EMR 进行整块切除,较大的肿瘤则行 EMR 分块切除[27]。ESD 在技术上具有可行性(图 6.7),适用于直径大于 10mm 的肿瘤病灶的整块切除。器官保留术式有利于保护咽部功能[26]。

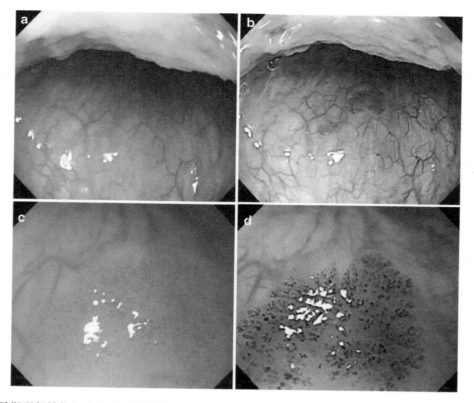

图 6.7　显示早期咽部鳞状细胞癌，上皮层鳞状细胞癌。(a)显示在白光模式下咽后壁可见较小的微红色斑点（大小为 6.5mm×3mm，0–Ⅱb 型）。(b)显示 NBI 模式下（放大 20 倍）可见棕色病灶区。(c)显示白光模式下较难观察到血管形态（OLYMPUS Lucera）。(d)显示 NBI 放大内镜下（放大 80 倍）可见异常血管襻 B1 型。内镜下黏膜剥离术（R0）明确病变为鳞状细胞癌 pT1a(EP)，Ly0，V0。

6.8　病例:鳞状食管及下咽部异型增生(高级别上皮内瘤变)及早期肿瘤

病例 1：食管处微小的红色斑点

　　72 岁男性患者,进行胃镜筛查。插入内镜后,可见较小的微红色斑点,NBI 模式下呈棕色表现(图 6.8a–c)。

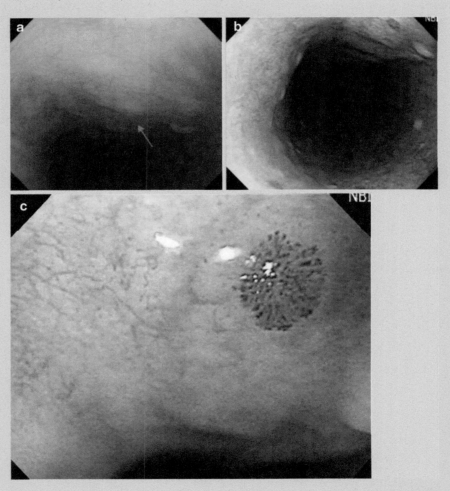

　　图 6.8　显示黏膜内鳞状细胞癌(高级别上皮内瘤变或鳞状细胞癌 T1m0)。(a)显示标准的白光模式下可见较小的微红色斑点(箭头所示)。(b)显示其病灶在 NBI 模式下呈棕色。(c)显示 NBI 放大内镜下(放大 80 倍)可见异常血管襻 B1 型。

注意

　　食管 NBI 成像检查时特别留意棕色病变区。

病例 2：胃食管连接部口侧的平坦型红色病变区

　　65 岁男性吸烟患者，胃食管连接部口侧前壁发现红色凹陷型病灶。综合的内镜分析之后，选行食管内镜黏膜下剥离术（图 6.9）。

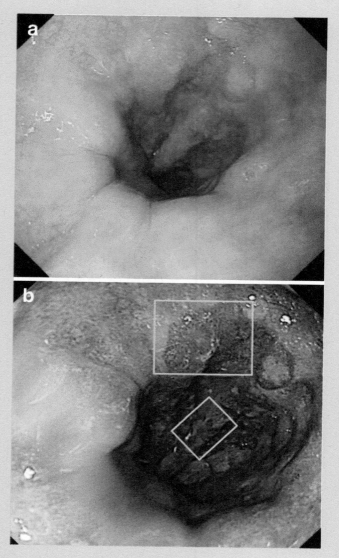

图 6.9　（a）食管后壁可见浅表凹陷，不规则的发红病灶区。（b）NBI模式下可见形状不规则的棕色区域，一大一小两个黄色方框分别在（d,e）图中所示的病变区表示。（待续）

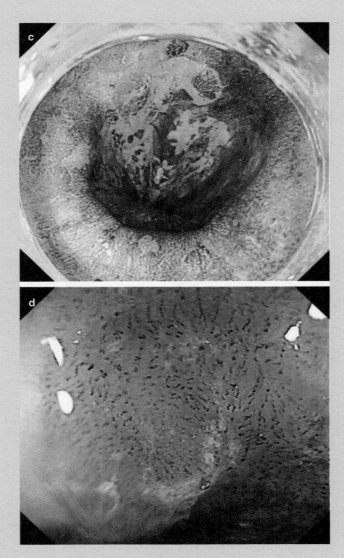

图 6.9(续)　(c)图显示卢戈液未染病灶伴染色的鳞状细胞岛状区。(c,d)图显示对卢戈液未染病灶口侧进行 NBI 放大内镜分析(放大 80 倍),可见 sm 树突状血管网形态消失,IPCL 延长且伴部分扩张屈曲。(待续)

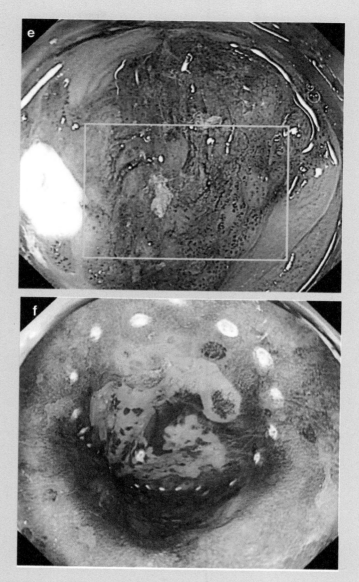

图 6.9(续)　(e)显示病灶远端可见树突状血管消失,部分 IPCL 无襻形态(镜头右下方),血管增粗(中间偏左侧),sm 血管仍存在。临床诊断结果为 cT1(MM 或 sm1)。(f)图可见病灶(卢戈液未染区)及为行 ESD 标记的 5mm 安全范围。(待续)

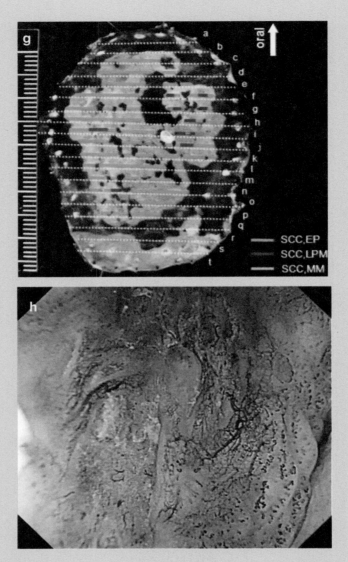

图 6.9(续) 　(g)图示为(f)的病理标本。该标本(卢戈液染色)通过连续切片(参考颜色代码)能够显示癌症浸润深度。病理诊断结果显示为鳞状细胞癌,0-Ⅱc 型, 大小为 38mm × 28 mm (标本大小 52mm × 40 mm),pT1a(MM,直径 1.5mm),Ly(−),V(−),pHM0,pVM0。R0 切除,治愈性切除。NBI 放大内镜观察分析结果如下:(d)图中病灶的口侧部表现为异常襻 B1 型(根据 JES 分类),也就是 Inoue 分类中的Ⅳ型(和少数 V1 型)。(h)为(e)图放大内镜下的黄色正方形标记区,鳞状细胞癌右侧区可见 sm 树突状血管网消失及无襻 B2 型 MV(根据 JES 分类),而图像中央和左侧显示(胃食管连接部)可见 sm 树突状血管网,无 IPCL 形态。对比(g)图中的胃食管连接部远端,可以发现肿瘤外侧胃食管连接处为未染的柱状细胞上皮。

注意

　　不可将 sm 树突状血管误当作肿瘤的较粗血管!

　　鳞状细胞癌诊断的关键为以下两点:

● sm 血管形态消失。

● 肿瘤性 IPCL B1−B3 型为内镜诊断鳞状细胞癌的必要因素。

病例 3：喉咽部 0-Ⅱb 期红色病灶

　　58 岁男性患者，有长期吸烟史，胃镜检查示右侧梨状隐窝出现平坦型红色病灶。内镜诊断标准表明黏膜鳞状细胞癌，可通过食管下黏膜剥离术进行切除。

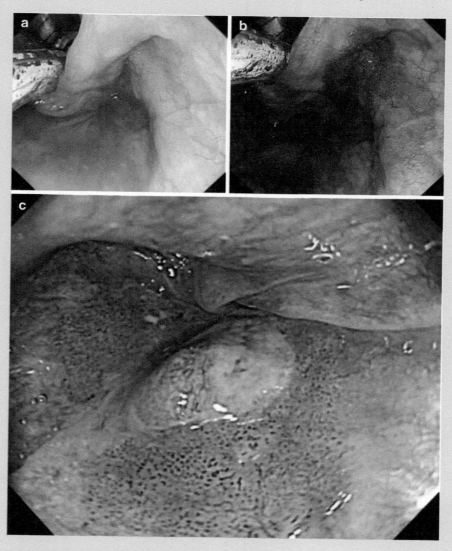

图 6.10　咽喉部右侧梨状隐窝行内镜下黏膜剥离时的内镜表现。（a）标准的白光模式下的影像表现。（b）NBI 模式下（气管插管）的影像表现。（c）NBI 模式下（放大 40 倍）0-Ⅱa+Ⅱb 型肿瘤，异常襻 B1 型。（待续）

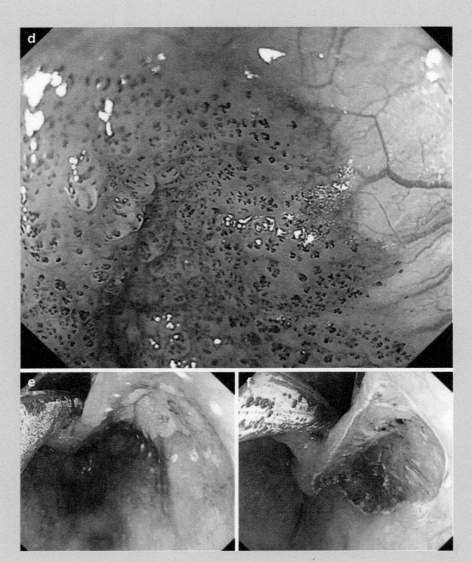

图 6.10(续)　　(d)NBI 放大内镜下(放大 80 倍)可见 IPCL 异常襻 B1 型,无襻 B2 型。(e)(白光下)卢戈液不染色的鳞状细胞癌及安全界限标记。(f)(白光下)使用钩刀进行食管下黏膜剥离术后的创面。(待续)

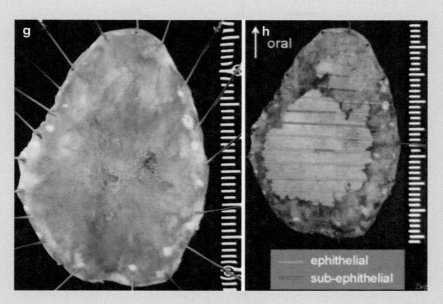

图 6.10(续) 　(g)标本固定(50mm×39mm,用于组织学检查)。(h)两个 SCC。第一个：咽部SCC,上皮下浸润(深度 1000μm,宽度 2.5mm),上皮层,Ly0,V0,HM0,VM0,0-Ⅱa+Ⅱb,22mm×19mm。第二个,咽部 SCC,上皮层,Ly0,V0,HM0,VM0,0-Ⅱb,4mm×3mm。

(王华　刘枫　译)

参考文献

1. Yokoyama A, et al. Risk appraisal and endoscopic screening for esophageal squamous cell carcinoma in Japanese populations. Esophagus. 2007;4:135–43.
2. Takubo K, et al. Early squamous cell carcinoma of the oesophagus: the Japanese viewpoint. Histopathology. 2007;51:733–42.
3. Kodama M, et al. Treatment of superficial cancer of the esophagus: A summary of responses to a questionnaire on superficial cancer of the esophagus in Japan. Surgery. 1998;123:432–9.
4. Kuwano H, et al. Guidelines for diagnosis and treatment of neoplasias of the esophagus. April 2007 edition: part I. Edited by the Japan Esophageal Society. Esophagus. 2008;5:61–73.
5. Oyama T, et al. Diagnosis and Long-term Results and Prognosis of m3 and sm1 Esophageal Cancer. Lymph Nodal Metastasis of m3, sm1 Esophageal Cancer. Stomach Intestine. 2002;37:71–4.
6. Oyama T, et al. Endoscopic submucosal dissection of early esophageal cancer. Clin Gastroenterol Hepatol. 2005;3:S67–70.
7. Ishihara R, et al. Significance of each narrow-band imaging finding in diagnosing squamous mucosal high-grade neoplasia of the esophagus. J Gastroenterol Hepatol. 2010;25:1410–5.
8. Inoue H, et al. Lugol chromoendoscopy for esophageal squamous cell cancer. Endoscopy. 2001;33:75–9.
9. Ishihara R, et al. Quantitative analysis of the color change after iodine staining for diagnosing esophageal high-grade intraepithelial neoplasia and invasive cancer. Gastrointest Endosc. 2009;69:213–8.
10. Inoue H. Magnification endoscopy in the esophagus and stomach. Dig Endosc. 2001;13:S40–1.

11. Inoue H, et al. High-magnification endoscopic diagnosis of the superficial esophageal cancer. Dig Endosc. 2000;12:s32–5.
12. Goda K, et al. Magnifying endoscopy with narrow band imaging for predicting the invasion depth of superficial esophageal squamous cell carcinoma. Dis Esophagus. 2009; 22:453–60.
13. Yao K, et al. Novel magnified endoscopic findings of microvascular architecture in intramucosal gastric cancer. Gastrointest Endosc. 2002;56:279–84.
14. Yoshida T, et al. Narrow-band imaging system with magnifying endoscopy for superficial esophageal lesions. Gastrointest Endosc. 2004;59:288–95.
15. Yamada T, et al. Textbook of gastroenterology. 4th ed. Philadelphia: Lippincott Williams & Wilkins; 2003.
16. Yokoyama A, et al. Esophageal melanosis, an endoscopic finding associated with squamous cell neoplasms of the upper aerodigestive tract, and inactive aldehyde dehydrogenase-2 in alcoholic Japanese men. J Gastroenterol. 2005;40:676–84.
17. Pham AM, et al. Endoscopic removal of a giant fibrovascular polyp of the esophagus. Ann Otol Rhinol Laryngol. 2008;117:587–90.
18. The Paris endoscopic classification of superficial neoplastic lesions: esophagus, stomach, and colon: November 30 to December 1, 2002. Gastrointest Endosc. 2003;58:S3–43.
19. May A, et al. Accuracy of staging in early oesophageal cancer using high resolution endoscopy and high resolution endosonography: a comparative, prospective, and blinded trial. Gut. 2004;53:634–40.
20. Ishihara R, et al. Comparison of EMR and endoscopic submucosal dissection for en bloc resection of early esophageal cancers in Japan. Gastrointest Endosc. 2008;68:1066–72.
21. Pech O, et al. Curative endoscopic therapy in patients with early esophageal squamous-cell carcinoma or high-grade intraepithelial neoplasia. Endoscopy. 2007;39:30–5.
22. Seewald S, et al. Circumferential EMR and complete removal of Barrett's epithelium: a new approach to management of Barrett's esophagus containing high-grade intraepithelial neoplasia and intramucosal carcinoma. Gastrointest Endosc. 2003;57:854–9.
23. Shimizu Y, et al. Long-term outcome after endoscopic mucosal resection in patients with esophageal squamous cell carcinoma invading the muscularis mucosae or deeper. Gastrointest Endosc. 2002;56:387–90.
24. Fujishiro M. Perspective on the practical indications of endoscopic submucosal dissection of gastrointestinal neoplasms. World J Gastroenterol. 2008;14:4289–95.
25. Oyama T. Diagnostic strategies of superficial Barrett's esophageal cancer for endoscopic submucosal dissection. Dig Endosc. 2013;25 Suppl 1:7–12.
26. Shimizu Y, et al. Endoscopic submucosal dissection for treatment of early stage hypopharyngeal carcinoma. Gastrointest Endosc. 2006;64:255–9. discussion 260–252.
27. Fujishiro M, et al. Application of endoscopic mucosal resection for hypopharyngeal cancer. Dig Endosc. 2001;13:220–4.

第 7 章

柱状上皮食管（Barrett 食管）：黏膜肿瘤

Ralf Kiesslich

7.1　前言

在过去的 50 年中，西方工业化国家胃食管连接部及食管下段腺癌发生率持续升高，可能是由慢性胃食管反流病患病率升高所致[1]。胃食管连接部上皮对慢性炎性刺激的适应性反应可形成柱状上皮（CLE，柱状上皮化食管）。CLE 中的杯状细胞表明其本质为特异性肠上皮化生（SIM）[2]。近胃食管连接部的 SIM 可确定 BE 的存在。Barrett 食管恶变为腺癌的年风险为 0.12%~0.5%[3,4]。不含杯状细胞的 CLE 也明显增加了患食管腺癌的风险（年风险为 0.3%）[5]，同时对日本和英国的 BE 加以定义[6]。

对于 Barrett 食管来说，肿瘤及癌前病变通常呈多灶性、扁平状生长，且常伴随炎性改变，给内镜诊断和治疗带来了挑战。新的内镜成像技术如放大内镜、高分辨率内镜、虚拟色素内镜（NBI，FICE，i-Scan）以及显微内镜的出现使 Barrett 食管和相关瘤变的诊断更加容易。

7.2　Barrett 食管内镜监测方案

有胃食管反流症状的患者应进行首次内镜检查。反流性疾病首次内镜严重程度分级与反流性疾病的长期预后关系密切（GERD）[2,7]，同时也可作为抗反流治疗及随访内镜检查的指导。已证实轻症疾病可用质子泵抑制剂按需治疗，其随访间隔可较长（如 5 年），而 III 级（出现襟状融合型食管炎）或 IV 级（出现溃疡，狭窄，Barrett 食管等并发症）其随访间隔则较短（3~6 个月），以评估其疗效[7]。

Barrett 食管是内镜监测的适应证，因 Barrett 食管向食管腺癌恶变的风险增加。随访间期长短取决于首次内镜的结果。美国胃肠道内镜学会的建议（表 7.1）已被许多其他专业学会采纳[7]。现代内镜技术（如自发荧光内镜，虚拟色素内镜和显微内镜）强调了靶向活检的重要价值。然而，仍需要使用随机活检（如每隔 1~2cm 进行四个象限活检）来检测出所有异形增生的区域[2,7,8]。

7.2.1　Barrett 食管的内镜诊断标准

Barrett 食管及相关瘤变的内镜诊断需通过标准化的内镜检查确定[7,9]。

Barrett 食管：

布拉格或色素内镜分类对食管下段化生上皮的范围进行了描述（图 7.1）。

表 7.1　美国消化内镜协会关于 Barrett 食管监测的建议[7]

上皮内瘤变	随访内镜检查的时间间隔
无	2~3 年
低级别	6 个月,如果仍为在低级别异型增生则变为 12 个月
高级别	
黏膜不规则	内镜下切除
不确定高级别	3 个月的监测
病理检查确诊,重复活检	如果确诊为高级别上皮内瘤变,则进行内镜下切除

关键步骤为:

● 明确胃食管交界处在胃黏膜皱襞顶端(欧洲定义)或在食管栅栏状血管远端(亚洲定义)[2]。

● 如果存在食管裂孔疝,不要误将膈肌压迹认作胃食管交界处(图 7.1)。

● 对于胃食管交界处上方的环周柱状黏膜,用厘米记录其距胃食管交界处上的距离:记作 C 值。

● 对于柱状黏膜上出现的任何舌状延伸,以厘米为单位测量胃食管交界处上方的最大距离:记作 M 值。

● Barrett 相关瘤变:注意细微病变,使用高清内镜(如果可能),放大色素内镜,虚拟色素内镜或经典色素内镜进行观察。

● 根据早期癌症的巴黎分类方法来表示任何可见病变的类型[10,11]。

● 使用增强成像方法,对黏膜微表面(MSP)和微血管形态(图 7.1a-c)加以描述[12-14]。

质子泵抑制剂治疗 4 周后进行 Barrett 食管内镜监测,以更好地检测 Barrett 病变范围及肿瘤病变,尤其是使用色素内镜检测肠上皮化生(敏感度 98%,不进行 PPI 预治疗特异性仅为 61%)[14]。

7.2.2　肠上皮化生(SIM)与胃上皮化生的检测对比

可以使用若干增强成像技术来区分柱状上皮食管内的肠上皮化生和胃型上皮(表 7.2,图 7.2a-d)。色素内镜下使用乙酸染色或靛胭脂(或亚甲蓝)对比染色,可用于显露绒毛状或回状黏膜结构。

乙酸染色诊断肠化生其精确度可达 52%~92%。2009 年的 meta 分析,亚甲蓝染色对于肠上皮化生的鉴别效果看似并不理想[15]。很少有研究表明靛胭脂染色对肠上皮化生的检测有效(精确度为 71%~97%)[9,16]。

NBI 也可用来鉴别肠上皮化生。非异型增生性肠上皮化生有两大亚型:绒毛/嵴状腺凹伴规则微表面形态(RMSP)(图 7.2b-d)或表面形态缺失(AMSP)伴黏膜下分支状静脉(图 7.2e,表 7.2)[12,17,18]。

7.2.3　Barrett 食管中瘤变的检测

大多数(85%)早期恶性 Barrett 食管癌为较小的平坦型病变(0-IIa,b,c 期),较难检测[19,20]。

亚甲蓝染色对诊断 Barrett 相关瘤变似乎效果并不明显[13,15]。而乙酸增强型放大内镜可用来暴露微小肿瘤区域的不规则微表面形态(MSP)(表 7.2,图 7.2f-g)。喷洒 1.5% 的乙酸后,表面形态达到最好的视觉效果。肿瘤的 MSP 呈不规则的绒毛状/嵴状,经常缩小或结构缺失伴黏膜微血管形态不规则,也常与 I 型或鳞状上皮残存物相混合。NBI 结合放大内镜检查,可观察到黏膜的微血管形态[16]。Barrett 相关瘤变的 NBI 下特点为微表面扭曲伴微血管不规则[12,17](表 7.2,图 7.2f-g 和图 7.3)。

总体而言,经验丰富的专家使用 NBI 等增强型放大内镜进行 Barrett 食管高级别上皮内瘤

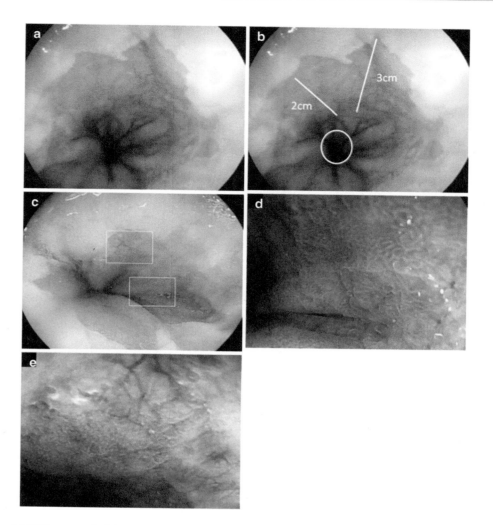

图 7.1　(a,b)根据 Prague 分类方法(环形延伸 2cm,最大延伸 3cm),符合 Barrett 食管 C2M3 型。不要误将膈肌压迹(环形线)当作胃黏膜皱襞的顶端(胃食管连接部位于白色标记线末端)(Pentax,白光成像)。(c)高清智能电子染色内镜下 Barrett 食管特异性肠上皮化生的两处表现,可在图(d)中清楚地显示,即绒毛状(或嵴状)pit 伴规则的微血管。(e)仅见规则微血管,未见上述 pit 结构(Pentax,i-Scan,放大 50 倍)。

变及早期腺癌检测时,其敏感度可达 80%[22]。

7.2.4　Barrett 食管高级别上皮内瘤变/sm-微浸润癌与 sm-深层浸润癌的内镜诊断对比

无结构的、不规则的微表面形态伴有不规则的微血管形态,可能说明 Barrett 食管出现深层浸润癌[21],但早期 Barrett 癌的黏膜下深层浸润诊断的准确性尚未得到证实(表 7.2)。

诺丁汉的研究小组用日本 RBG 转轮成像系统描述了 Barrett 上皮规则 MSP 的特征性,该系统(参见第 4 章)与标准的西方成像系统相比,其图像分辨率更优质 (图 7.2,根据诺丁汉分类方法,将 RMSP 和 AMSP 图片尺寸缩小 [12],经 Blackwell 出版有限公司许可使用)。到目前为止,还未对 Barrett 黏膜及相关瘤变分类方法的诊断准确性进行前瞻性评估。

然而,病变的肉眼分型与黏膜下深层浸润之间的相关性已经明确[19](表 7.3)。一个大规模的有 380 例 Barrett 肿瘤的前瞻性病例系列研究显

表 7.2　（NBI 模式下）食管柱状上皮的表面形态（修改自参考文献[5,12,17,24]）

类型 a	表面形态	组织病理结果	图
RMSP	均一的腺凹 小圆形 裂隙状卵圆形	柱状黏膜 "胃底腺"型 "胃体腺"型	7.2a
RMSP	均一 管状	正常柱状上皮 LBC=肠化（特异性肠上皮化生）b	7.2b
RMSP	均一 线性或嵴状（顶端） 绒毛状（底端） 伴或不办（NBI 模式下）LBC	正常的柱状上皮 贲门型 胃窦型 LBC=顶端刷状缘（肠化细胞）（特异性肠上皮化生）	7.2c 7.2d
AMSP	MSP（萎缩黏膜）缺失伴分支状 SMVa	平坦型肠上皮化生（特异性肠上皮化生）c	7.2e
IMSP 和 IMVP	不规则 MSP 使绒毛状/脑回状结构变小，不规则的 WOS，无清晰界限；微血管形态不规则	高级别上皮内瘤变/M1 肿瘤	7.2f
IMSP 和 IMVP	严重不规则 MSP 伴破坏的腺凹/绒毛结构及边界融合；严重的 IMVP 伴稀疏的/较粗的微血管	肿瘤，可能为 sm 浸润	7.2g

经 Blackwell 出版有限公司许可使用[12]。

a.RMSP，规则的 MSP；AMSP，MSP 缺如；IMSP，不规则的 MSP；IMVP，不规则的 MVP。

b."蓝光冠"相当于 MSP 在 NBI 模式下特异性肠上皮化生的顶端刷状缘[18,25]。

c.高达 20%的柱状上皮并肠上皮化生可见平坦型光滑表面无腺凹，绒毛和皱襞，伴可见的分支状黏膜下血管缩小（平坦型特异性肠上皮化生）。

示，大部分高级别上皮内瘤变为 0-Ⅱb 型（70%）和 0-Ⅱa 型（17%）。0-Ⅱb 型早期癌黏膜下浸润的发生率最低（3%），而 0-Ⅰ 型，0-Ⅱa 型，Ⅱa+c 型以及 0-Ⅱc 型病变的黏膜下浸润发生率逐渐增加，分别为 10%，14%，18% 和 24%[19]。因为在该部位较难进行记录，所以使用高频内镜超声（20~30MHz）诊断 Barrett 肿瘤的黏膜下浸润，其结果并不可靠（敏感性仅为 27%）[23]。

有趣的是，Barrett 食管癌的手术及内镜病例研究均发现 Barrett 腺癌经常位于 Barrett 食管肛侧食管后壁及右侧壁[19,20]（对比图 7.3 和图 7.4）。

7.3　Barrett 食管早期癌的内镜切除

伴高级别上皮内瘤变的 Barerr 食管或 T1m

期分化性（G1,G2）腺癌不会发生淋巴结转移，但 T1sm1 期腺癌的淋巴结转移风险达到 14%[26]。低危型 T1sm1 期（G1-2,L0,V0）腺癌发生淋巴结转移的可能性极低。如果 Sm1 定义为黏膜下层上 1/3，那么通过少数的手术病例研究显示黏膜内癌和 sm1 癌未见淋巴结微转移。因此，内镜切除成为治疗方案之一[27,28]。巴黎工作组将黏膜肌层下方 500μm 以上定为 sm1，如进行胃癌治疗就采用该标准[27]。然而，由于 sm 浸润性 Barrett 癌切除术并淋巴结清扫术的数据太过匮乏，因而不能为早期 Barrett 癌进行 R0 根治术的 sm 浸润深度提供一个安全限制[29]。根据西方主流经验，可行内镜黏膜切除术进行分块切除，同时进行额外的消融治疗，例如，通过射频消融术去除剩余的 Barrett 上皮组织[24,30,31]。

与行内镜黏膜下剥离术（ESD）进行整块切

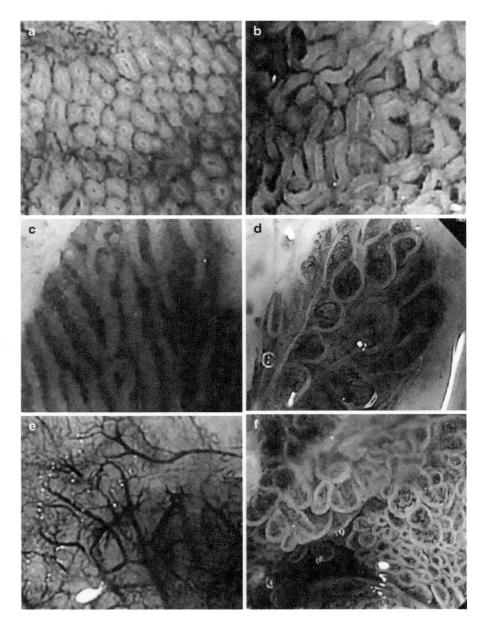

图 7.2　(NBI 模式下)食管柱状上皮表面形态(经 Blackwell 出版有限公司许可使用[12])。(a)正常基底型柱状黏膜(均一的圆形凹点)。(b)均一的管型 Barrett 上皮伴 LBC(提示有特异性肠上皮化生)。(c)均一的贲门型柱状上皮伴 LBC(Barrett 黏膜)。(e)柱状上皮伴 MSP 缺如(AMSP)，黏膜下血管呈分支状(SMV)。(f)不规则的缩小型绒毛状 MSP 伴 WOS 不规则，病理检查为典型的高级别上皮内瘤变或 M2 期癌。(待续)

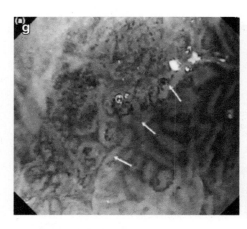

图 7.2（续）　(g)严重的不规则 IMSP 和 IMVP，融合型绒毛，提示为 sm 浸润性腺癌，OLYMPUS Lucera，NBI 放大内镜（放大 100 倍）。

表 7.3　早期 Barrett 肿瘤大体分型和每种分型中黏膜下浸润和未分化分级中的分布 [a]

	病灶	大体分型(百分比)					
		I	Ⅱa	Ⅱb	Ⅱc	Ⅱa+c	Ⅲ
早期 Barrett 肿瘤	380	13%	37%	28%	5%	16%	2%
sm 浸润	每种类型	10%	14%	3%	24%	18%	(0)[a]
G3(n=21)	每种类型	10%	6%	2%	(0)[a]	8%	(0)[a]
根据大体分型进行的肿瘤分类							
高级别上皮内瘤变	30	7%	17%	70%	3%	(0)[a]	3%
T1a	308	14%	37%	27%	4%	17%	2%
T1b	42	12%	45%	7%	10%	26%	(0)[a]

a.根据参考文献[19]。0–Ⅲ型病变和 G3 级病变倾向于发生信息偏倚(低估)。

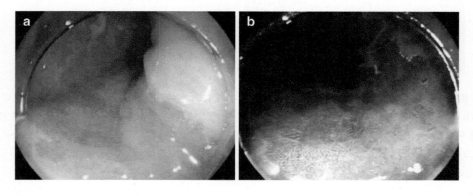

图 7.3　Barrett 食管，可见 0–Ⅱc 型凹陷型病灶伴黏膜下微浸润，不规则腺凹。Pentax 白光模式(左侧)，i-Sacn(右侧)，放大 20 倍。

除相比,内镜黏膜切除术(EMR)进行分块切除后局部复发的风险相对较高[24]。ESD 可对侧缘及垂直缘行精确的组织病理学评估,以明确黏膜下层癌症浸润深度和切除状态[28]。这是 ESD 的基本优势,因为高达 13% 的高级别上皮内瘤变食管切除术后发现了同时性的浸润性腺癌[32]。然而,与 EMR 相比,Barrett 食管行 ESD 并发症发生的风险更高,其使用应作个体化评估。

当 EMR 或 ESD 累及食管周长四分之三以上时,术后狭窄的发生率较高[30,31,33]。因此,后续内镜扩展的时间间隔应当较短[31,33]。

注意

治疗 Barrett 肿瘤时,内镜下整块切除术(病灶>20mm 时行 ESD)比分块黏膜切除术(EPMR)效果更好。Barrett 食管内镜下整块切除术的适应证为[27,28]:

HGIN 或腺癌 G1 或 G2,T1m 或 T1 sm1(<500μm),无溃疡,根据临床分期无淋巴结转移的证据。

内镜切除术禁忌证为:
- 大于 1cm 的未分化癌(G3)。
- 深层 sm 浸润的证据(>SM1)。
- 手术可切除性较低(包括较难控制的食管静脉曲张)。

- 明显的出血倾向(例如,联合进行抗血小板和抗凝治疗)。

发生淋巴管浸润,血管浸润(L1 或 V1)或深层 sm 浸润(≥500μm),需进行食管切除术及淋巴结清扫术。

高级别上皮内瘤变或早期 Barrett 癌经有效内镜切除治疗后,建议使用射频消融技术(氩等离子凝固术)对残存的 Barrett 食管伴低级别上皮内瘤变进行彻底的热消融。

7.4　病例:Barrett 食管的异型增生和早期癌

病例 1:0-Ⅱa 型 Barrett 病变

该病例出现多灶性多结节肿瘤性改变(图 7.4)。靶向活检病理结果显示高级别上皮内瘤变,并采用分块切除技术(DUETT 系统)行内镜切除。采用射频消融技术清除残存的 Barrett 部分。

组织学检查结果:多发性高级别上皮内瘤变和局部腺癌,sm1。

注意

内镜整块切除能够对早期 Barrett 肿瘤形成最精确的局部肿瘤 pT 分期。

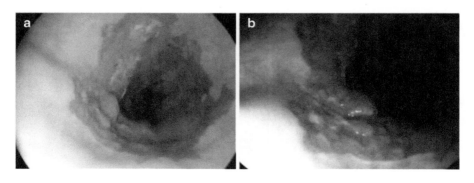

图 7.4　(a)Barrett 食管,多发结节状 0-Ⅱa 期病灶(高级别上皮内瘤变),较小的鳞状细胞岛状结构伴高级别上皮内瘤变[(b)图中间部分]。Pentax 白光模式(左侧),高清智能电子染色内镜(右侧)。

病例 2：0-Is 期早期 Barrett 肿瘤

　　72 岁男性患者(ASA Ⅱ°)，平素体健，食管裂孔疝内的短段 Barrett 食管可见一个 0-Is 型的无蒂肿瘤病灶(图 7.5)。NBI 放大内镜检查显示无蒂病灶表面形态和血管形态不规则，sm 注射后病灶抬举良好。ESD 整块切除可见深层浸润的腺癌，推荐患者进行食管切除术。

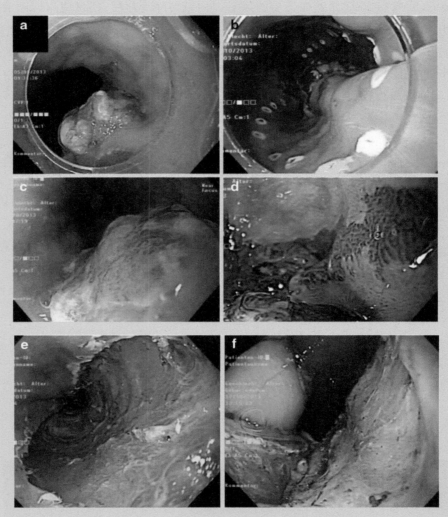

图 7.5　(a)白光下短段 Barrett 食管处可见 0-Is 型肿瘤。(b)进行 ESD 的安全界限的标记。(c)白光下肿瘤的典型特点为不规则 MSP 和 MVP。(c,d)白光放大内镜下(c)和 NBI 下(d)MSP 和 MVP 不规则。(e)ESD 创面的正面视图。(f)倒镜视图。(待续)

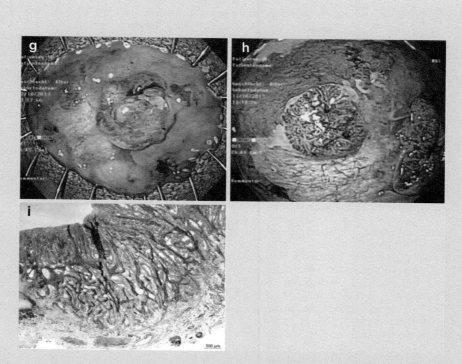

图 7.5(续)　(g)白光模式下的肿瘤标本(6.3cm×4.3cm)。(h)NBI 模式下的肿瘤标本。(i)腺癌 G2,pT1b (sm 729μm),Ly0,V0,R0 切除。sm 深层浸润是远端食管切除术的适应证。

注意

　　早期癌整块切除标本的精确病理组织学检查更利于选择最好的治疗方案。

（王华　刘枫　译）

参考文献

1. van Blankenstein M, et al. The incidence of adenocarcinoma and squamous cell carcinoma of the esophagus: Barrett's esophagus makes a difference. Am J Gastroenterol. 2005;100:766–74.
2. Spechler SJ, et al. American Gastroenterological Association medical position statement on the management of Barrett's esophagus. Gastroenterology. 2011;140:1084–91.
3. de Jonge PJ, et al. Risk of malignant progression in patients with Barrett's oesophagus: a Dutch nationwide cohort study. Gut. 2010;59:1030–6.
4. Hvid-Jensen F, et al. Incidence of adenocarcinoma among patients with Barrett's esophagus. N Engl J Med. 2011;365:1375–83.
5. Kelty CJ, et al. Barrett's oesophagus: intestinal metaplasia is not essential for cancer risk. Scand J Gastroenterol. 2007;42:1271–4.
6. Riddell RH, et al. Definition of Barrett's esophagus: time for a rethink–is intestinal metaplasia dead? Am J Gastroenterol. 2009;104:2588–94.
7. Wang KK, et al. Updated guidelines 2008 for the diagnosis, surveillance and therapy of Barrett's esophagus. Am J Gastroenterol. 2008;103:788–97.
8. Herrero LA, et al. Autofluorescence and narrow band imaging in Barrett's esophagus. Gastroenterol Clin North Am. 2010;39:747–58.
9. Sharma P, et al. The development and validation of an endoscopic grading system for Barrett's

esophagus: the Prague C & M criteria. Gastroenterology. 2006;131:1392–9.

10. The Paris endoscopic classification of superficial neoplastic lesions: esophagus, stomach, and colon: November 30 to December 1, 2002. Gastrointest Endosc. 2003;58:S3–43.

11. Thomas T, et al. High-resolution endoscopy and endoscopic ultrasound for evaluation of early neoplasia in Barrett's esophagus. Surg Endosc. 2010;24:1110–6.

12. Anagnostopoulos GK, et al. Novel endoscopic observation in Barrett's oesophagus using high resolution magnification endoscopy and narrow band imaging. Aliment Pharmacol Ther. 2007;26:501–7.

13. Kiesslich R, et al. Screening for specialized columnar epithelium with methylene blue: chromoendoscopy in patients with Barrett's esophagus and a normal control group. Gastrointest Endosc. 2001;53:47–52.

14. Meining A, et al. Inter- and intra-observer variability of magnification chromoendoscopy for detecting specialized intestinal metaplasia at the gastroesophageal junction. Endoscopy. 2004;36:160–4.

15. Ngamruengphong S, et al. Diagnostic yield of methylene blue chromoendoscopy for detecting specialized intestinal metaplasia and dysplasia in Barrett's esophagus: a meta-analysis. Gastrointest Endosc. 2009;69:1021–8.

16. Kara MA, et al. Detection and classification of the mucosal and vascular patterns (mucosal morphology) in Barrett's esophagus by using narrow band imaging. Gastrointest Endosc. 2006;64:155–66.

17. Goda K, et al. Usefulness of magnifying endoscopy with narrow band imaging for the detection of specialized intestinal metaplasia in columnar-lined esophagus and Barrett's adenocarcinoma. Gastrointest Endosc. 2007;65:36–46.

18. Norimura D, et al. Magnifying endoscopic observation with narrow band imaging for specialized intestinal metaplasia in barrett's esophagus with special reference to light blue crests. Dig Endosc. 2010;22:101–6.

19. Pech O, et al. Prospective evaluation of the macroscopic types and location of early Barrett's neoplasia in 380 lesions. Endoscopy. 2007;39:588–93.

20. Theisen J, et al. Preferred location for the development of esophageal adenocarcinoma within a segment of intestinal metaplasia. Surg Endosc. 2006;20:235–8.

21. Endo T, et al. Classification of Barrett's epithelium by magnifying endoscopy. Gastrointest Endosc. 2002;55:641–7.

22. Kara MA, et al. High-resolution endoscopy plus chromoendoscopy or narrow-band imaging in Barrett's esophagus: a prospective randomized crossover study. Endoscopy. 2005;37:929–36.

23. Pech O, et al. The impact of endoscopic ultrasound and computed tomography on the TNM staging of early cancer in Barrett's esophagus. Am J Gastroenterol. 2006;101:2223–9.

24. Pech O, et al. Long-term results and risk factor analysis for recurrence after curative endoscopic therapy in 349 patients with high-grade intraepithelial neoplasia and mucosal adenocarcinoma in Barrett's oesophagus. Gut. 2008;57:1200–6.

25. Toyoda H, et al. Detection of intestinal metaplasia in distal esophagus and esophagogastric junction by enhanced-magnification endoscopy. Gastrointest Endosc. 2004;59:15–21.

26. Holscher AH, et al. Prognostic impact of upper, middle, and lower third mucosal or submucosal infiltration in early esophageal cancer. Ann Surg. 2011;254:802–7; discussion 807–8.

27. Paris Workshop on Columnar Metaplasia in the Esophagus and the Esophagogastric Junction, Paris, France, December 11–12 2004. Endoscopy. 2005;37:879–920.

28. Kuwano H, et al. Guidelines for diagnosis and treatment of neoplasias of the esophagus. April 2007 edition: part I. Edited by the Japan Esophageal Society. Esophagus. 2008;5:61–73.

29. Oyama T. Diagnostic strategies of superficial Barrett's esophageal cancer for endoscopic submucosal dissection. Dig Endosc. 2013;25 Suppl 1:7–12.

30. Pouw RE, et al. Efficacy of radiofrequency ablation combined with endoscopic resection for Barrett's esophagus with early neoplasia. Clin Gastroenterol Hepatol. 2010;8:23–9.

31. Seewald S, et al. Circumferential EMR and complete removal of Barrett's epithelium: a new approach to management of Barrett's esophagus containing high-grade intraepithelial neoplasia and intramucosal carcinoma. Gastrointest Endosc. 2003;57:854–9.

32. Konda VJ, et al. Is the risk of concomitant invasive esophageal cancer in high-grade dysplasia in Barrett's esophagus overestimated? Clin Gastroenterol Hepatol. 2008;6:159–64.

33. Ell C, et al. Curative endoscopic resection of early esophageal adenocarcinomas (Barrett's cancer). Gastrointest Endosc. 2007;65:3–10.

第 8 章

胃：黏膜肿瘤

Tsuneo Oyama

8.1 前言

在日本，高危型慢性胃炎和胃癌的高患病率使胃镜筛查性检查更加频繁地诊断出早期胃癌[1]。正如第 1 章中所详细介绍的内容一样，在西方国家，高危患者的胃镜机会性筛查及高危状况的监测使胃部高级别上皮内瘤变和早期胃癌诊出率增高[2]。在日本，微小胃癌或平坦型小胃癌(0–Ⅱa/b/c)的漏诊率也是较高的[3]。因此，需将小胃癌和微小胃癌（高级别上皮内瘤变和 T1m 癌)的内镜检测和诊断作为目标。

8.1.1 胃癌风险增高的患者

高危人群[2,4]合并下列情况需进行内镜监测（第 1 章)：

- 慢性萎缩性自身免疫性胃炎。
- 慢性萎缩性胃炎伴幽门螺杆菌感染。
- 毕Ⅱ胃切除术后慢性残胃炎。
- 家族性腺瘤样息肉病(FAP)患者及遗传性非息肉病性结直肠癌(HNPCC)患者出现隆起型瘤变或出现平坦型瘤变。

8.2 发现早期胃癌的内镜检查

检查前的准备必不可少（见第 1 章和图 1.2)。对患者静脉注射镇静剂和静脉注射丁溴东莨菪碱。胃黏膜必须清理干净。在吸气/注气变化时，要注意检查胃黏膜表面结构或颜色的微小变化。具体过程如下：

- 对胃部的所有解剖区域均进行白光下标准成像和标记。

- 检查颜色改变(微红或发白)和不规则表面结构(凹陷或隆起)。

- 对任何病变的表面形态(SP)和微血管形态(MVP)进行 NBI 放大成像，当病灶仍难以区分时，采用乙酸–靛蓝胭脂色素内镜放大观察[5-7]。

- 对可疑病灶进行活检，但仅进行少数的靶向活检，原因在于(活检造成的)瘢痕会在之后干扰 ESD 操作。

大部分早期胃癌的发生均有慢性胃炎背景，致使微小癌的检测更加困难。因此，必须了解胃黏膜的内镜下结构及在标准 WLI 和 NBI 放大内镜检查下的结构改变。

8.2.1　胃黏膜的基本结构

胃黏膜由柱状上皮细胞构成,其上存在三种类型的腺体,包括贲门腺、胃底腺和幽门腺。并且,贲门处的贲门腺体黏膜长度仅 5mm 左右。因此,大部分胃黏膜由胃底腺和幽门腺组成(图8.1c,d)。

通常情况下,胃皱襞仅可在胃底腺区观察到。因此,可以通过胃皱襞来辨识胃底腺(图8.1a)。

有时,幽门螺旋杆菌感染可以引起萎缩性胃炎,出现胃皱襞消失。通常情况下,胃萎缩会从胃小弯侧开始。因此,当向胃部置入内镜时,必须注意观察小弯侧的胃皱襞。如果发现小弯侧皱襞存在,则发生胃癌的风险较低(图 8.1b),而如果胃皱襞消失,则意味着有萎缩性胃炎发生(图 8.1e-h),发生胃癌的风险较高。

另一个重要的危险因素是幽门螺旋杆菌感染。通常情况下,可在胃体小弯侧观察到红色斑点(图 8.1b)。K.Yagi 将其命名为集合静脉规则排布(RAC)[8]。如果可观察到 RAC,幽门螺杆菌感染风险较低,这意味着发生胃癌的风险也较低。但是,如果不能观察到 RAC(图 8.1h),则意味着存在幽门螺旋杆菌感染,且发生胃癌的风险较高。

注意

● 胃体皱襞。

● 集合静脉规则排布。

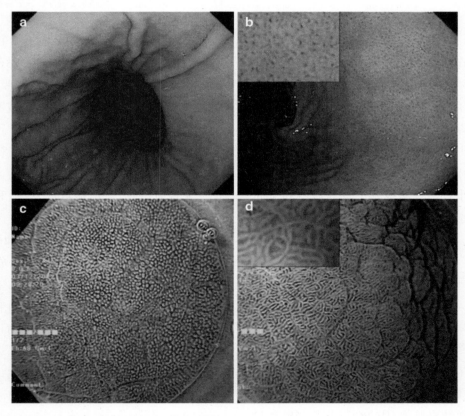

图 8.1 　(a,b)正常的胃底腺黏膜延伸至胃皱襞区。(b)WLI 下(胃小弯侧)可见细小的红色斑点,即较粗的呈海星状的收集静脉规则排布(RAC,WLI 下放大 20 倍),这是不存在慢性胃炎时胃底/胃体腺的特征性表现。(c)NBI 放大内镜(放大40 倍)下胃底黏膜处可见界限清楚的圆形缝状腺凹形态和规则的网状 MC。(d)放大 60 倍下,胃窦处的幽门腺黏膜处可见绒毛状表面结构伴螺旋式微血管形态及均匀的白色区(为隐窝上皮)。(待续)

慢性萎缩性胃炎。慢性萎缩性胃炎出现的肠上皮化生（IM）表现为轻度隆起的白色区，标准 WLI 下分界模糊，M-NBI 下表面结构伴有"亮蓝嵴"样图案（图 8.1i-l）[9]。这种典型形态预示着组织学结果的准确率大约可达 90%。

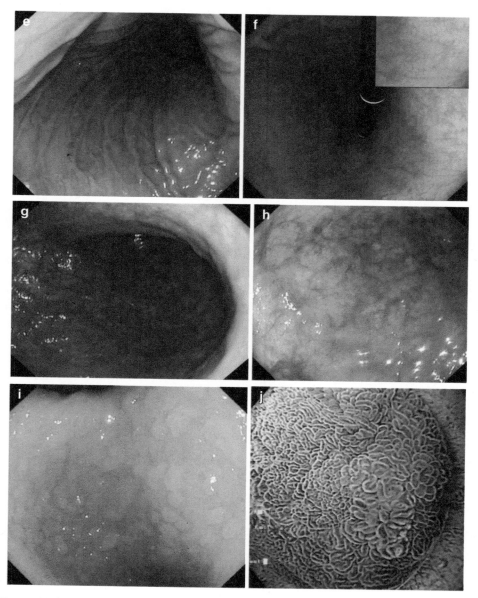

图 8.1（续）　(e,f)慢性萎缩性胃炎，胃黏膜皱襞减少或消失。(f)由于黏膜腺体萎缩，标准 WLI 内镜下较大的规则的黏膜下静脉丛显露。(g,h)幽门螺旋杆菌感染引起的慢性胃炎可导致典型改变，如(g)所示的胃黏膜皱襞消失和(h)所示的 RAC 形态消失（在小弯侧最为突出）。(i)慢性胃炎时特异性肠上皮化生(SIM)WLI 下表现为白色微隆起区域，分界模糊。(j)幽门型黏膜处的特异性肠上皮化生(SIM)表现为绒毛表面形态伴"亮蓝嵴"(LBC=增强 WZ)，NBI 放大内镜下可见规则的螺旋式微血管形态减少。（待续）

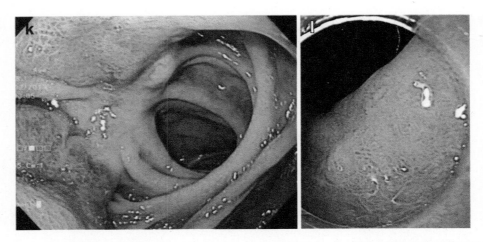

图 8.1(续)　(k)远端胃大部切除术采用毕Ⅱ式吻合术后 30 年,慢性残胃炎。(l)吻合口慢性胃炎伴白色肠化生,界限不清(M-NBI 下,见图 8.1j)。

8.2.2　早期胃癌的基本内镜下结构

非肿瘤性息肉与周边黏膜表面形态相同(图 8.3a–f)。

胃腺瘤常表现如下[7,10,11](图 8.4):

- 隆起型病灶(0–Is 型;0–Isp 型)或浅表隆起型病灶(0–Ⅱa 型)。
- WLI 下颜色发白。
- 靛胭脂染色下表面呈结节状形态。
- NBI 放大内镜检查(M-NBI)见规则的绒毛状形态。

分化型腺癌[7,11,12](图 8.5d 和图 8.6):

- 形成各种 0 型的病灶(Is,Ⅱa/b/c,Ⅲ),分界清楚。
- 表面发红。
- 不规则表面形态。
- M-NBI 下可见不规则的腺凹或绒毛状形态。
- M-NBI 下可见细网状微血管形态。

小的未分化胃癌表现为[7,12,15](图 8.8):

- 大部分为 0–Ⅱc 型或 0–Ⅱb 型病灶。
- WLI 内镜下观察呈白色。
- 胃底腺区分界清楚,萎缩区分界模糊。
- 表面形态不确定,M-NBI 下微血管呈螺旋样。

8.3　传统 WLI 内镜下观察

WLI 内镜下,任何病灶均可用颜色,肉眼类型和侧缘来加以定义。红色反应了增强黏膜或黏膜下微血管的颜色。首先要区别是隆起型(Is 期)还是平坦型病灶(Ⅱa,Ⅱb,Ⅱc)。

8.3.1　WLI 下隆起型病灶的鉴别诊断

隆起型病灶为红色且界限不清时,多为炎性病灶(图 8.3a,b)。红色隆起型病灶,分界清楚,较支持增生性息肉(非肿瘤性)(图 8.3c,d)或高分化腺瘤的诊断(如图 8.2a 规则所示)。因为增

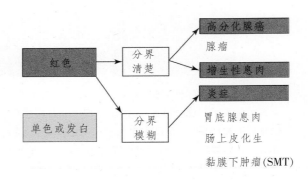

图 8.2　(a)红色隆起型胃部病灶的鉴别诊断。(待续)

生性息肉表现为规则的表面形态和血管形态，所以需通过活检或 M-NBI 进行诊断（图 8.3c，b）。

分界清楚的白色隆起型病灶，可能是胃底腺息肉（图 8.3e，f），腺瘤（图 8.4a-k），少数情况下为高分化腺癌（WDAC）（图 8.6b-d）。白色或单色隆起型病灶，分界模糊，最可能为肠上皮化生（图 8.1i-l）或黏膜下肿瘤（图 8.3g，h），请对照图 8.2b 所示的规则[16]。

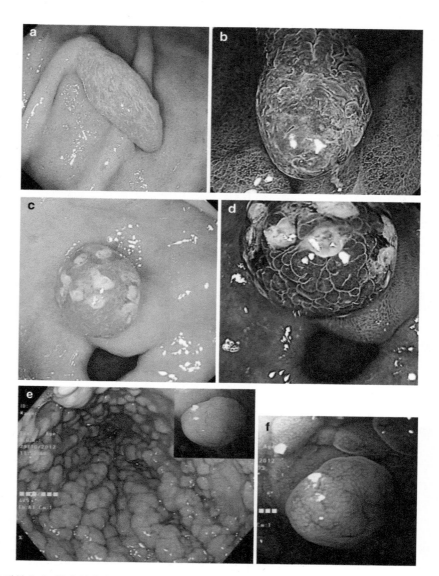

图 8.3　胃底腺处可见 0-Ip 期炎性息肉。(a)为 WLI 下。(b)NBI 放大内镜观察（放大 40 倍）。(c)增生性息肉（WLI 下呈红色）。(d)NBI（放大 20 倍）下明显的幽门腺型。(e)WLI（放大 20 倍）下可见 FAP 患者出现多发胃底腺性息肉。(f)NBI（放大 20 倍）下的胃底腺性息肉。(待续)

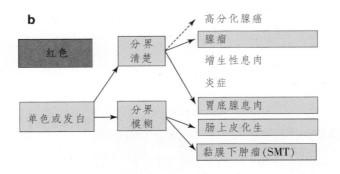

图 8.2(续) (b)标准 WLI 内镜下 0–Is 或 0–Ⅱa 期发白(或单色)隆起型胃部病灶的鉴别诊断。(待续)

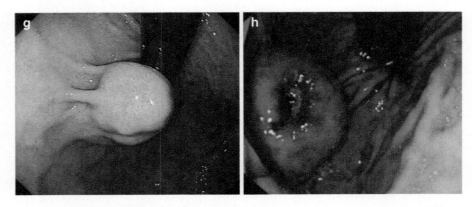

图 8.3(续) (g)胃黏膜下肿瘤–黏膜桥和规则的胃底腺性黏膜。(h)黏膜下胃肠道间质瘤(GIST)伴黏膜浸润和溃疡病变(通过超声内镜和溃疡部位活检加以诊断)。

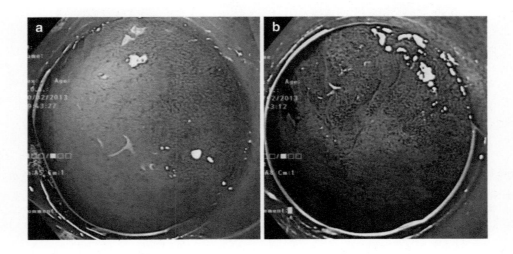

图 8.4 幽门腺型胃腺瘤。(a)WLI 下可见(0–Ⅱb 型)白色平坦型腺瘤与幽门腺型黏膜分界清楚。(b)NBI 下苍白腺瘤与伴慢性胃炎的幽门腺型黏膜分界明显。(待续)

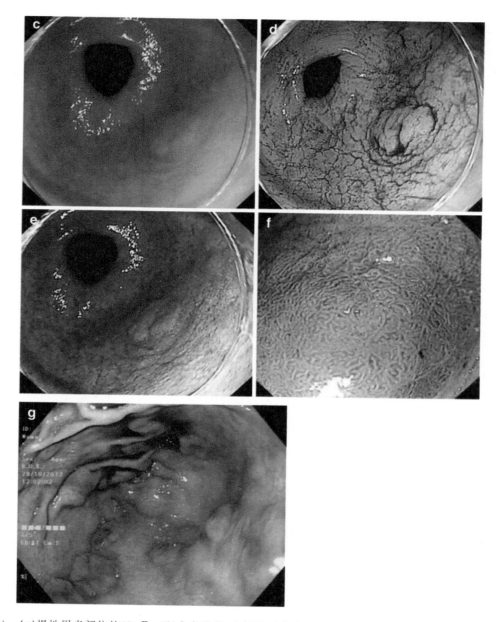

图 8.4(续)　(c)慢性胃炎部位的(0-Ⅱa 型)白色腺瘤(幽门腺型黏膜)。(d)靛胭脂-乙酸色素内镜下。(e)标准 NBI 下。
(f)腺瘤的绒毛状表面和均匀的白色不透光物质(上)与肠化的胃窦部黏膜(下)分界清楚(NBI 放大 40 倍下观察)。
(g)FAP 患者 WLI 和靛胭脂色素内镜下可见胃窦部多发腺瘤(0-Is，0-Ⅱa，0-Ⅱa + c)。(待续)

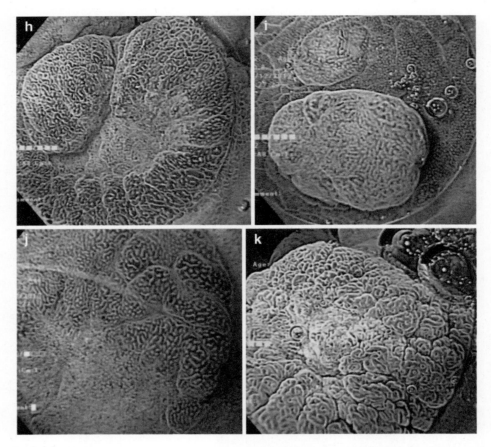

图 8.4(续)　(h)M-NBI(在水中放大 60 倍观察)下可见 0-Ⅱa+c 病灶,绒毛状黏膜(胃腺瘤)缩小,分界清楚,增生的黏膜边缘(幽门型黏膜)。(i)胃底型胃黏膜(腺凹)处可见 0-Ⅱa 隆起型病灶伴不规则腺凹或嵴状形态(小胃腺瘤)。(j)胃腺瘤胃底腺凹形态缩小界限清晰。(k)应用乙酸染色之后表面增强,同(j)。

8.3.2 WLI 下凹陷型病灶的鉴别诊断

　　红色凹陷型病灶,界限清楚,最可能为高分化型腺癌(WDAC)(图 8.5d 和图 8.6d,g),极少为血管发育异常(图 8.5a,b)。红色病灶,分界模糊,通常为糜烂,少数为 MALT 淋巴瘤(图 8.5e,f)(极少为 WDAC 或腺瘤)(图 8.2c)。

　　苍白色(发白的)平坦型或凹陷型病灶,分界清楚,则高度怀疑为胃腺癌,典型的未分化腺癌(图 8.8),较为少见可能是高分化型腺癌(图 8.7a–e)或腺瘤,也可能通过组织学检查是灶性萎缩或 MALT 淋巴瘤。苍白色凹陷型病灶,分界模糊,可为灶性萎缩,少数为未分化腺癌(图 8.8a–d),或 MALT 淋巴瘤[13,16](图 8.2d)。

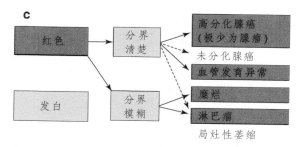

图 8.2(续)　(c)0–Ⅱc 型红色凹陷型病灶的鉴别诊断。(待续)

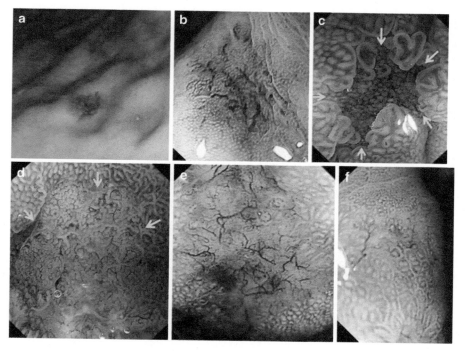

图 8.5　(a,b) 胃体部血管发育异常，普通 WLI 和 M-NBI（放大 40 倍）。(c,d)M-NBI 放大 100 倍可见 0–Ⅱc（3~3.2mm）凹陷型病灶以及分界线（箭头所指部位）。(c)慢性胃炎伴 IM 的灶性萎缩，其具有规则的表面形态（腺凹或绒毛状）和血管形态（开放襻）。(d)凹陷型分化型早期胃癌，边界清楚，表面形态缺失，微血管形态不规则（摘自 *Digestive Endoscopy*[3]，经 John Wiley & Sons 公司许可使用）。(e)M-NBI 放大 80 倍下可见胃体部黏膜淋巴瘤表面结构消失，分界模糊，异常血管呈树样外观（WLI 下可见：多发 0–Ⅱa 和 0–Is 微红色病灶；活检可见：套细胞淋巴瘤）。(f)相同病例，经 6 个疗程化疗后部分缓解（摘自 *Endoscopy*[14]，经 Thieme 公司许可使用）[14]。

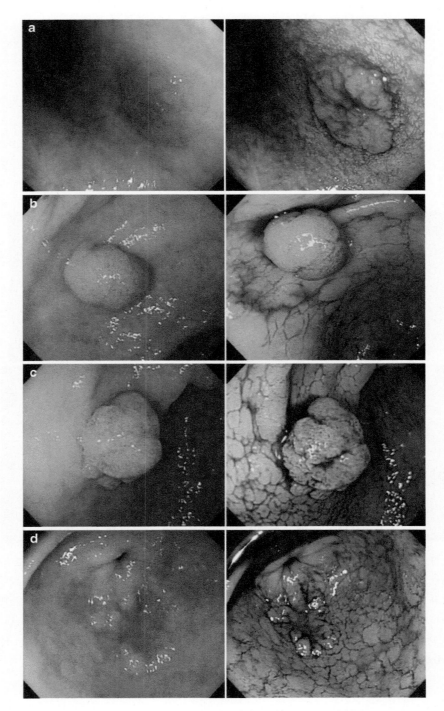

图8.6　(a–d)黏膜内生长分化型腺癌。黏膜内生长的癌(腺癌)常表现为明显的均一的隆起型病灶。(a)0–Ⅱa病灶。(b)0–Is平滑均一病灶。(c)0–Is型平滑分叶状病灶。(d)标准WLI下左侧可见0–Ⅱc型红色凹陷型病灶;右侧为乙酸–靛胭脂色素内镜观察结果(AIM)。(待续)

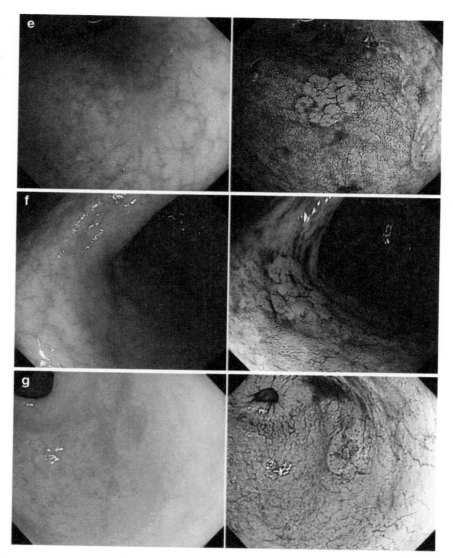

图 8.6(续)　(e–g)平坦型分化型胃腺癌(WDAC)。标准 WLI 下(左)可见红色病灶,靛胭脂色素内镜下(右)可见 WDAC 的肉眼分型及侧缘。(e)0–Ⅱa 型。(f)0–Ⅱb 型。(g)0–Ⅱc 型。Ⅱa 和Ⅱb 型病灶发生黏膜下浸润的可能性较低,而Ⅱc 期病灶发生 sm 浸润(特别是病灶>2cm 时)的风险很大。平坦型早期胃癌必须进行微血管形态的 M-NBI 分析。

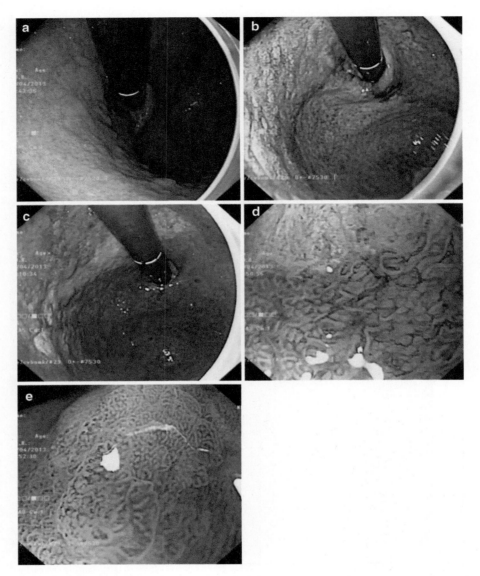

图 8.7 （a-e）分化型黏膜内腺癌的表现。黏膜内生长的癌症（WDAC,HGIN）常见明显均一的 0-Ⅱb 病灶。（a）WLI 下由幽门螺杆菌引起的慢性胃炎中的 0-Ⅱb 苍白色病灶。（b）仅为靛胭脂色素内镜下观察结果。（c）乙酸-靛胭脂色素内镜观察（AIM）。（d）中心部位伴不规则血管形态。（e）图示（左侧，HGIN）分界清楚。ESD 整块切除：WDAC（G1 pT0m1），R0 切除。（待续）

注意

0-Ⅱb 苍白色病灶（HGIN）位于幽门螺杆菌引起的慢性胃炎中，靛胭脂染色后其边界不清楚（b），乙酸-靛胭脂混合染色后边界清楚显示（c）。NBI 放大内镜显示不规则表面结构及网状毛细血管结构（d）及肿瘤清晰的边界（e）。

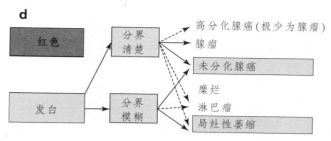

图 8.2(续)　(d)图示 0-Ⅱc 期苍白色,白色平坦型或凹陷型病灶的鉴别诊断。(待续)

8.4　WLI 下早期癌浸润深度的诊断

8.4.1　病灶形态信息

黏膜内生长的癌通常是明显均一性的病灶,包括平坦型,隆起型,保留结构表面形态的凹陷型病灶(图 8.6 和图 8.7a–e)。平坦的 0-Ⅱa 或Ⅱb 病灶, 如果 WLI 和靛胭脂色素内镜下表面光滑,细颗粒状表面结构,这种病灶最可能是黏膜内癌。伴有平滑的微红色表面和规则的缩小的表面形态或不规则的表面结构的平坦型 0-Ⅱc 病灶, 通常为黏膜内或黏膜下浅层浸润性腺癌,最可能为分化型腺癌(图 8.5d 和图 8.6g)。

对于隆起型和凹陷/溃疡混合型, 或表面形态缺失的病灶,80%可能出现黏膜下深层浸润,如下列各种类型的早期癌病灶:

- Ⅰs 或 0-Ⅱa 病灶中出现凹陷或溃疡。
- Ⅱc 病灶中出现隆起伴不定形腺凹形态。

- Ⅱc 病灶中有不规则隆起,膨胀区域或结节。
- Ⅱc 病灶中出现溃疡(0-Ⅱc+Ⅲ)。
- 无蒂的Ⅰs 或Ⅱa 病灶中有不规则的扩大性隆起。

黏膜下深层病变最可疑区域通常出现表面形态缺失,黏膜表面形状不规则。

8.4.2　黏膜皱襞形态信息

早期胃癌浸润深度的另一线索为胃黏膜皱襞形态的改变。

黏膜内癌(T1a)经常可见病灶处黏膜皱襞僵硬,狭窄,逐渐变细或突然中断[图 8.2e (a–c)]。

黏膜下浸润癌的指征为病灶处中断的皱襞末端肿大, 甚至相互融合 (图 8.2e,8.7m 和8.8d)。

没有黏膜侵犯的黏膜下隆起性病变可见从黏膜面到隆起病变顶端的桥型皱襞(图 8.3g)。然而,黏膜下浸润癌可能表现为黏膜浸润和溃疡形成(图 8.3h)。

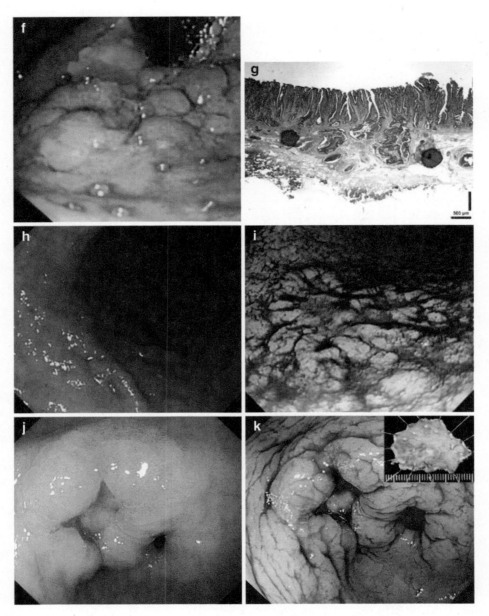

图 8.7(续)　(f–k)分化型腺癌黏膜下深层浸润的间接表现。(f)贲门处 0–Ⅱa+Ⅱc 病灶中有凹陷。(g)腺癌 G2。HE 染色（放大 100 倍下）可见 sm2–浸润深度达 560μm。(h,i)0–Ⅱc 癌灶有隆起伴规则表面结构消失（不定型腺凹形态）。(j,k)0–Ⅱc 凹陷型病灶处可见溃疡性变(0–Ⅱc+Ⅲ)。(j)WLI 下及(k)靛胭脂色素内镜下观察结果。0–Is 无蒂病灶中有溃疡性变伴无定形表面结构,与(f)具有相似的意义。(待续)

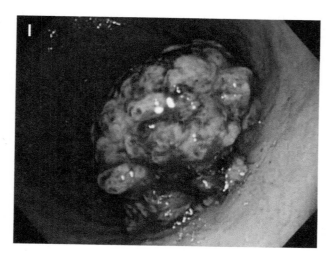

图 8.7（续）　(l)分化型腺癌黏膜下深层浸润（可能性超过 80%）的间接表现。图示不规则隆起，膨胀性结节性生长，0-Ⅰs 或 0-Ⅱa 型"饱满秸秆状"。（待续）

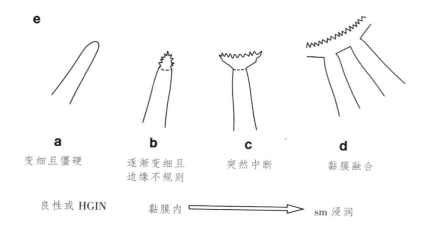

图 8.2（续）　(e)图中(a-d)可见(0-Ⅱc 和Ⅲ型）扁平凹陷型或溃疡型胃癌病灶处的黏膜皱襞。早期胃腺癌垂直浸润的可能性主要是根据黏膜皱襞的形状来判断：(a) 良性溃疡或黏膜内腺癌(EP,LPM)，(b)黏膜内腺癌(EP,LPM)，(c)sm 轻度浸润型腺癌(MM,sm1)，(d)sm 深度浸润型腺癌(≥sm2)（修改自参考文献[16]）。

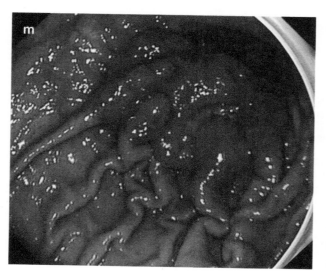

图 8.7（续）　(m)浸润性未分化腺癌常表现为粗而不规则的黏膜皱襞，部分皱襞在病灶中心位置融合，当这一改变出现时高度怀疑黏膜下深层浸润发生（对比图 8.3g 中非浸润性黏膜下肿瘤）。

8.4.3 标准 WLI 内镜下胃黏膜癌侧向延伸的诊断

高分化型腺癌在标准 WLI 下通常表现为以慢性胃炎为背景的发红的 0-Ⅱb 型平坦病灶，0-Ⅱa 型隆起病灶或 0-Ⅱc 型凹陷型病灶且分界清楚（图 8.6e-g）。相比之下，未分化腺癌通常表现为胃底腺区发白的 0-Ⅱc 凹陷型病灶，且分界清楚（图 8.8a-g）。靛胭脂染色色素内镜可提高正常胃黏膜背景下凹陷病灶边界的显示或慢性胃炎背景下白色平坦-隆起型病灶边界的显示（图 8.6e,f）。但该染色可能会掩盖有慢性

结节状胃炎背景的 0-Ⅱb 平坦型病灶的显示。色素内镜下，使用由 0.6%乙酸与 0.4%靛胭脂（AIM）新鲜制备的混合制剂，可以凸显胃黏膜 0-Ⅱb 白色平坦型病灶上皮微表面的结构差异。原因在于乙酸能固定黏膜表面的黏蛋白，靛胭脂染色下病变与周围黏膜的差异可以显示得更清楚[10]。相比之下，仅使用靛胭脂染色无法凸显结构表面差异（图 8.7a-e 和图 8.8f,g）。

为了保证内镜成像的质量可靠，有必要在检查前用蛋白酶（见第 1 章）消化胃内黏膜的黏液，同时使用水对黏膜进行广泛冲洗（图 1.2）。

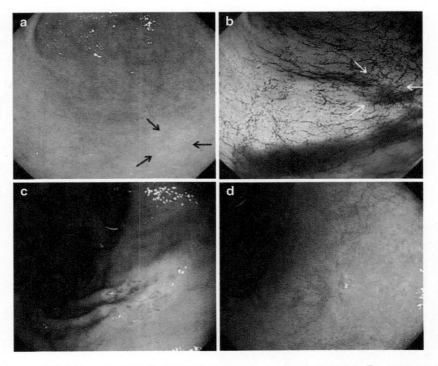

图 8.8　(a-g)示幽门型黏膜中的 0-Ⅱb 低分化型早期胃癌(PDAC)。(a)标准 WLI 下 0-Ⅱb 型 PDAC 病灶(箭头所指部位)。(b)靛胭脂色素内镜下观察,白色箭头标记出病灶部位。(c,d)胃底腺黏膜处 PDAC 的典型表现。胃底腺区出现 0-Ⅱc 白色凹陷型病灶,分界清楚。WLI 下,(c)注入少许气体,(d)全胃充满气体。(待续)

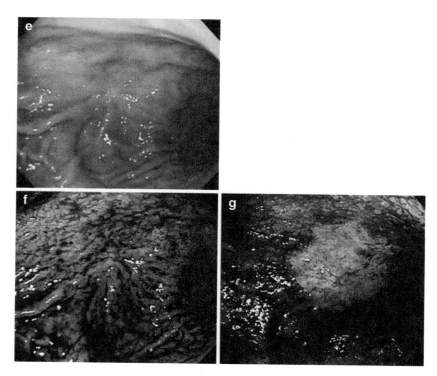

图 8.8(续)　(e-g)0-Ⅱb+c 低分化型早期胃癌(PDAC)。胃大弯侧可见 0-Ⅱb+c 凹陷型病灶,伴黏膜皱襞中断或部分融合,为慢性胃炎背景下 sm 浸润型 PDAC 的典型表现。(e)标准 WLI 下观察结果,(f)图为靛胭脂染色,病变不十分清楚,(g)乙酸-靛胭脂色素内镜下清楚显示肿瘤的范围。

8.5　NBI 放大内镜和表面增强内镜检查评估:早期胃癌的病理类型诊断

　　腺凹或绒毛状的表面形态(SP)和血管形态应当用 NBI 放大内镜(>60 倍)观察并用乙酸进行表面增强后再进行观察。表面形态和血管形态可以评估出早期胃癌的最可能的组织学类型（对比下述图 8.9a 中的规则)[16]。

8.5.1 NBI 放大内镜下观察:胃体远端和胃窦的绒毛状形态

8.5.1.1　远端胃体和胃窦部位早期胃癌的绒毛状形态

　　绒毛状形态指的是如手指样隆起的结构成分。非肿瘤性绒毛的形态及大小规则而统一。白色区(即边缘上皮)的宽度也均匀且统一(图 8.10a)。

　　另一方面,肿瘤性绒毛的形态不规则且不均一。绒毛密度增高,同时白色区的宽度亦开始不均一(图 8.10b)。

　　分化型腺癌(WDA)整体表现密实,呈微小凹

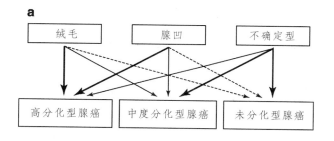

图 8.9　(a)表面形态(SP)与早期胃癌组织学类型的关系[16]。增粗箭头示其相对概率(修改自参考文献[16],经东京 Nankodo 有限公司许可使用)。(待续)

陷或绒毛形态。然而,有时中等分化腺癌(MDA)可出现绒毛融合表现(图 8.10c,d)。

绒毛形态的注意事项

- 形状。
- 大小。
- 密度。
- 白色区宽度。

8.5.1.2 远端胃体和胃窦处的血管形态(CP)

口径改变,弯曲度和网状结构是观察毛细血管的要点。口径改变意味着直径发生变化。当微血管直径突然增大或减小,可判断为口径发生改变。网状结果意味着微血管的密闭流动。当基础结构为腺凹时,毛细血管围绕腺凹形成网状结构。Nakayoshi 首次报道称网格状形态是 WDA G2 的一个很好的指标[17](图 8.10e)。

另一方面,低分化腺癌(PDAC)在实质(黏膜和黏膜下层)生长,导致微血管破坏。因此,微血管无法形成网状结构。其扭曲度变得更加严重。Nakayoshi 将这些不规则的微血管命名为螺旋型微血管[17]。但是,该形状和螺旋形不同。因此,笔者采用"非网状"术语来描述这种不规则的微血管[16](图 8.10f)。

结合绒毛和毛细血管形态的改变能对胃窦部早期胃癌病理类型得出初步诊断(根据图 8.9b的规则)。

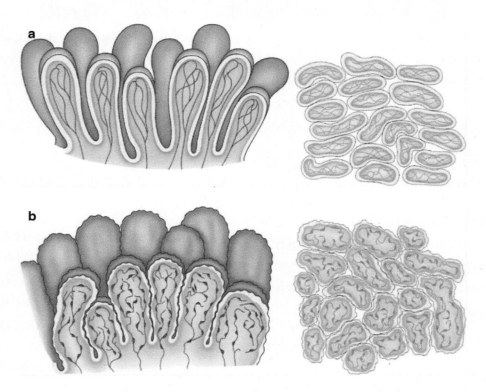

图 8.10 (a)正常幽门型胃黏膜的绒毛结构示意图,该图显示出黏膜固有层的毛细血管形态及绒毛的边缘上皮处白色区(左图)。M-NBI 内镜检查的垂直视图(右图),显示黏膜固有层的螺旋式微血管周围环绕上皮的白色区。正常绒毛的形状,大小,微血管形态和白色区较为均匀一致(摘自参考文献[16],经东京 Nankodo 有限公司许可使用)。(b)肿瘤性绒毛的示意图,表现为高密度(聚集的)绒毛,绒毛大小形状分布不均,白色区宽度不均,血管形态不规则(大小,密度,口径,弯曲度)(摘自参考文献[16],经东京 Nankodo 有限公司许可使用)。(待续)

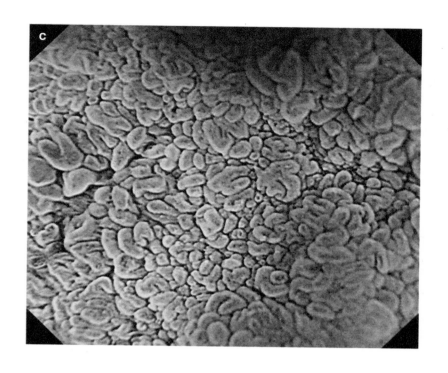

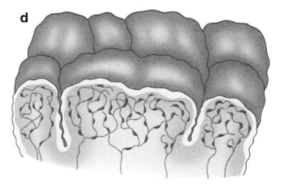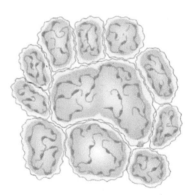

图 8.10(续)　(c)中等分化型腺癌的表面形态,表现为经乙酸表面增强后,M-NBI(放大 100 倍)下密集的绒毛表面形态伴绒毛大小形状差异明显,此种变化是由于绒毛融合所致。(d)MDAC 绒毛融合的示意图。由于绒毛融合,绒毛的大小和形状发生很大改变,毛细血管形态变得不规则(摘自参考文献[16],经东京 Nankodo 有限公司许可使用)。(待续)

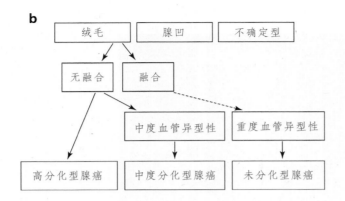

图 8.9（续）　(b)绒毛形态与腺癌组织学类型之间的关系(摘自参考文献[16],经东京 Nankodo 有限公司许可使用)。(待续)

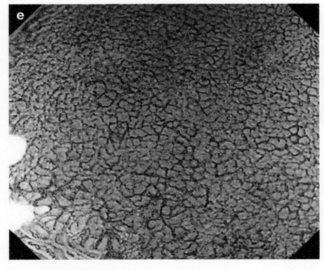

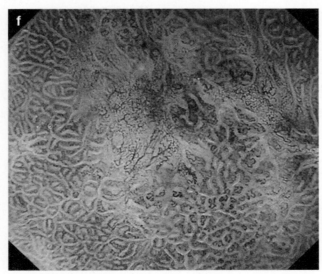

图 8.10（续）　(e)M-NBI（放大 100 倍）下可见 WDAC 的轻度不规则的密集型网状毛细血管形态。(f)M-NBI 下可见 0-Ⅱc 型未分化性腺癌的非网状微血管形态。(待续)

8.5.2　NBI 放大内镜下观察：胃底和贲门处早期胃癌的腺凹形态

8.5.2.1　腺凹形态

腺凹是指小孔状结构。非肿瘤性腺凹呈圆形，周围环绕着规则的网状血管。腺管开口应为黑色圆圈，因腺管开口的直径太小以致在中等倍数下无法识别，且腺体核的反光为白色，因此中等放大倍数下腺管开口看起来像白色圆点（图8.10g）。

肿瘤型腺凹的结构。癌性腺凹的形状和大小不规则且不均一。在腺凹之间可见到不规则的微血管形态（图 8.10h-k）。

腺凹形态的注意事项

- 形状。
- 大小。
- 密度。

腺凹形态和毛细血管形态改变与胃体和胃

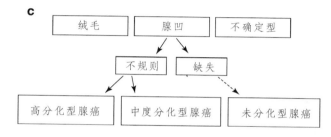

图 8.9(续)　(c)腺凹形态与胃腺癌组织学分级之间的关系(摘自参考文献[16]，经东京 Nankodo 有限公司许可使用)。(待续)

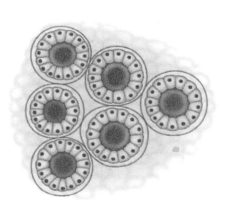

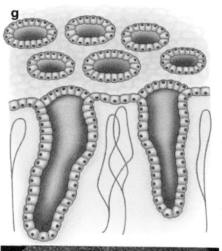

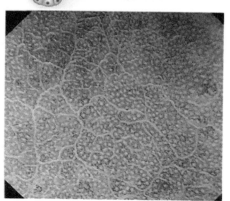

图 8.10(续)　(g)非肿瘤性腺凹的结构。非肿瘤性腺凹的形状为规则的圆形，周围围绕着规则的网状微血管(摘自参考文献[16]，经东京 Nankodo 有限公司许可使用)。(待续)

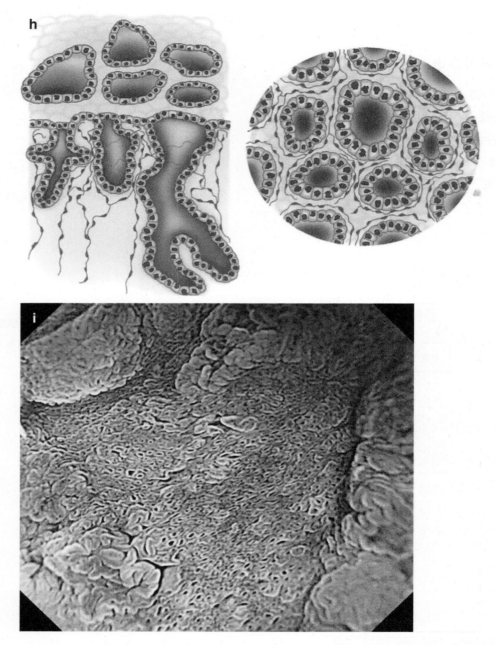

图 8.10(续)　(h)癌性腺凹的结构不规则且不均一,其不规则(非网状)毛细血管存在于腺凹之间。胃底 WDAC(下端)的示意图(上端)(摘自参考文献[16],经东京 Nankodo 有限公司许可使用)。(i)0-Ⅱc 型较小的高分化型腺癌,乙酸表面增强后 M-NBI(放大 100 倍)下胃底黏膜区可见密集型腺凹表面形态缩小和清晰的分界。(待续)

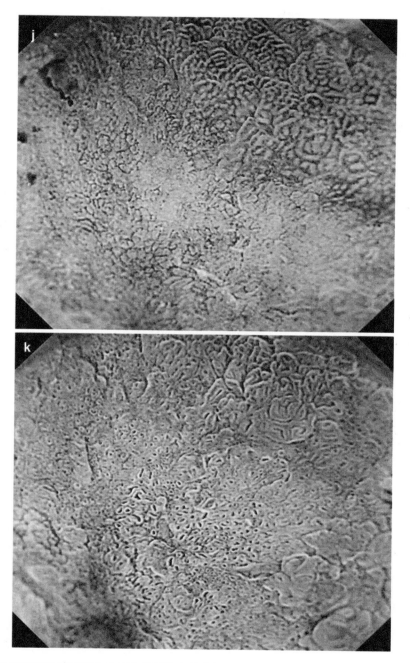

图 8.10(续)　(j,k)乙酸表面增强可能会改变内镜下肿瘤的分级。(j)仅在 M-NBI 下,不清晰的表面结构和非网状血管形态提示 MDAC 或 PDAC。(k)乙酸染色能够清楚地发现不规则腺凹表面形态,这是胃底型黏膜高分化型腺癌的典型表现。(J)为 M-NBI(放大 100 倍)下观察结果,(K)为乙酸表面增强后的观察结果。(待续)

底区早期胃癌的病理学分级存在着诊断性关联（图8.9c和8.10j,k）。

8.5.2.2 早期胃癌结构不清的表面形态

当表面形态结构不清时，应鉴别WDA，MDA和PDA（图8.9d）。NBI下使用乙酸处理进行CP和SP的观察,效果较好(图8.10f,j–l)。

8.6 内镜下对高级别上皮内瘤变或浅层浸润癌与深层浸润癌的诊断

内镜确定早期癌浅表浸润和深层浸润（sm2–3）与确定病灶的侧缘同样重要。浸润深度预测评分>3分提示非隆起型分化型早期胃癌出现sm2–3浸润,评分依据为:边缘隆起,肿瘤>3cm(每项2分),显著发红,表面不平整(每项1分)[18]。

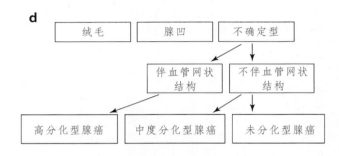

图8.9(续)(d)表面形态不清晰与腺癌组织学分级之间的关系(摘自参考文献[16],经东京Nankodo有限公司许可使用)。

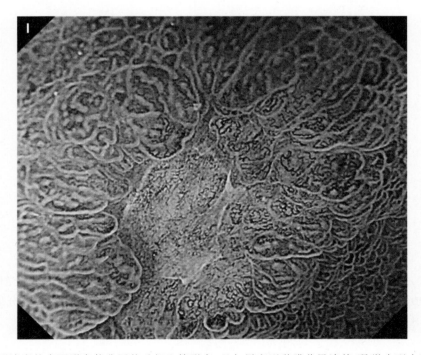

图8.10(续)(l)不清晰的表面形态伴非网状毛细血管形态,且与胃底型黏膜分界清楚,是微小型中等分化或未分化型腺癌的典型表现。

注意

黏膜下层深层浸润（≥sm-2）的预测指标是[6,9,17,19,20]：

- 0-Ⅱa-c 型病灶伴表面形态缺失。
- 不规则 CP，密集（密度↑）或稀疏（密度↓）。
- 0-Ⅱc 病灶直径>2cm。
- 隆起型病灶或平坦型病灶出现膨胀性生长的结节，皱襞或隆起性改变。
- (0-Ⅱa-c)平坦型病灶出现凹陷型或溃疡型改变，伴不规则的 SP 和 CP。

8.7　早期胃部肿瘤内镜切除术

早期胃癌内镜治疗的一般原则是整块切除。显然，对于 0-Ⅱa 型或Ⅱb 型且直径≤20mm 的病灶，以及 0-Ⅱc 型且直径≤10mm 的病灶，EMR 套扎的整块切除率将近 100%，这也是 EMR 切除术的经典适应证(参见图 3.1)。

ESD 术已经发展到可以切除对于 EMR 套扎技术而言过大的胃部肿瘤。对于直径大于 20mm(Ⅱa,b 型)或 10mm(Ⅱc 型)的病灶，如果切除的样本不符合高危标准，如高分级(G3 或 G4)、淋巴血管浸润(L1 或 V1)、浸润前癌细胞出芽或黏膜下浸润深度超过黏膜肌层下方 500μm，病变的淋巴结转移风险近乎为零，这也是 ESD 的扩展适应证(表 3.2)[21]。此外，还要根据内镜超声或 CT 的临床分期排除可疑的区域淋巴结转移。表 8.1 中总结了 EMR/ESD 的指南标准，ESD 的扩展标准和手术切除的指南标准[21]。根据经典适应证和扩展适应证，淋巴结转移的可能性为零(可信区间为 0%~3%)(表 8.1)[21]。

注意

早期胃癌 ESD 的预后良好[19,25,26]：

疾病特异性 5 年总生存率	99%
出血	8%
穿孔	0%~6%
局部复发	0%~2%

表 8.1　内镜切除指征的经典适应证和内镜下黏膜剥离术的扩展适应证[22]基于以下标准[23,24]						
深度 组织学	黏膜癌				黏膜下癌	
	无溃疡性变		有溃疡性变		sm1	sm2
	≤20mm	>20mm	≤30mm	>30mm	≤30mm	任意大小
肠型胃癌	a	b	b	c	b	c
弥漫型胃癌	d	c	c	c	c	c

摘自 *Clin Oncol*[22]，经 John Wiley & Sons 有限公司许可使用。

a.EMR 或 ESD 的指南标准。

b.ESD 的扩大标准。

c.手术(胃大部切除术+淋巴切清扫)。

d.当出现 0-Ⅱc 期病灶且大小为 11~20mm 时，考虑手术治疗。

8.8 病例:胃肿瘤性病变

病例1:位于胃体远端的 0-Ⅱc 型(约 1cm)白色病灶

56 岁女性患者,B 型慢性萎缩性胃炎(由幽门螺杆菌引起)内镜监测发现较小的 0-Ⅱc 期苍白色病灶(图 8.11)。

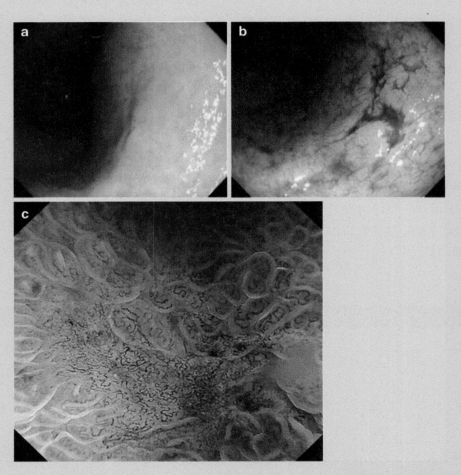

图 8.11 (a)WLI 下较小的(直径<1cm)的 0-Ⅱc 期苍白色病灶。(b)靛胭脂色素内镜检查可见其边界。(c)NBI 放大内镜检查可见较小的斑点,该斑点表现为 CP 不规则(无网状结构),同时可见表面形态缺失。ESD 整块切除:0-Ⅱc 型小印戒细胞癌 pT1a(M),8mm×4mm,Ly0,V0,无溃疡性变,根治性切除(对比表 3.2)。

注意

对毛细血管形态和表面结构的分析必不可少。

病例 2：胃窦部 0-Ⅱa 型红色病灶

　　86 岁女性患者，出现上腹痛，进行胃镜检查。发现胃体上部前壁处小的胃部病灶，并加以评估（图 8.12）。

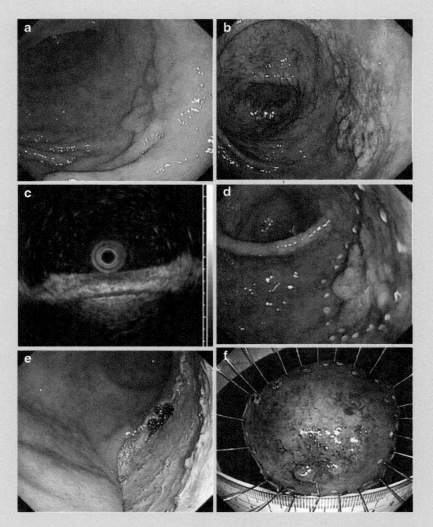

图 8.12　(a)WLI 下可见 0-Ⅱa+b 型红色病灶。(b)充分充气后，0-Ⅱa 病灶均匀伸展，靛胭脂色素内镜下可见侧缘明显。(c)Hr-EUS(20MHz)微探头观察到连续完整的白色 sm 回声带。(d)靛胭脂色素内镜下可见 0-Ⅱa+b 型病灶及标记的安全界限。(e)采用 Dual 刀进行 ESD 术后的创面。(f)切除标本(靛胭脂染色)用大头针固定以进行病理检查：腺癌，肠型，pT1aM，tub2，42mm×33mm，Ly0，V0。根治性切除 R0(指南标准见表 3.2)。

注意

　　分化型腺癌，AID 缺失和完整的 sm 回音表明黏膜内癌。

病例3：胃体上部 0-Ⅱa+c 型红色病灶

86 岁女性患者，因上腹部疼痛进行胃镜检查。胃体上部前壁处可见 0-Ⅱa+c 型病灶（图 8.13）。

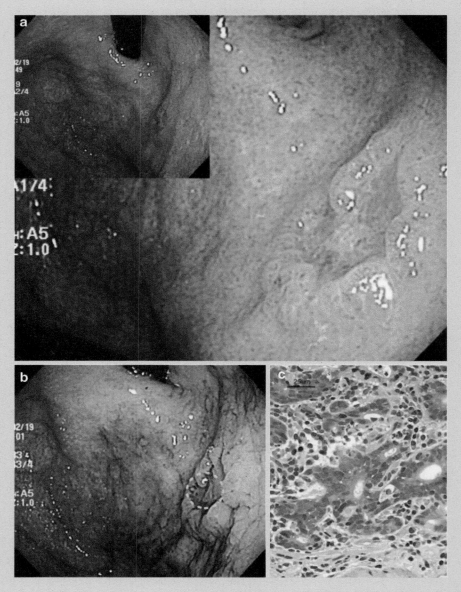

图 8.13　(a)WLI 下胃窦上段 0-Ⅱa+c 型红色病灶。(b)靛胭脂染色内镜显示 0-Ⅱc 型病灶(病灶用黄色虚线圆圈标记)。(c)在 0-Ⅱc 型病灶处取活检可见中等分化型腺癌，肠型(HE 染色)。sm 浸润的可能性较高。（待续）

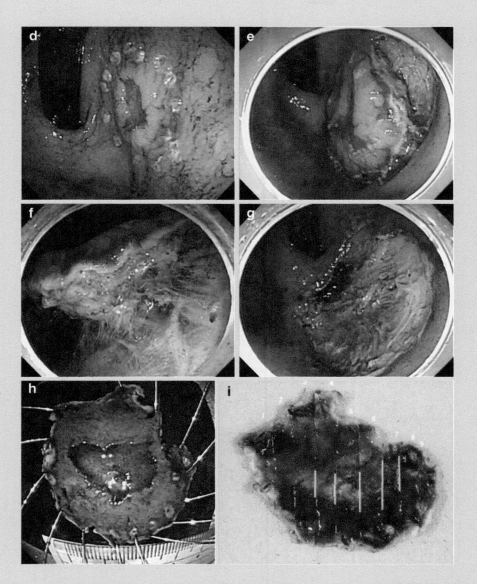

图 8.13(续) (d-g)使用刀进行 ESD 进行整块切除以作姑息治疗。(h)将标本用针固定，拍照记录(标记 0-Ⅱc 型病灶可疑区)，对标本作(连续切片)组织学评估。(i)标本的组织学描绘：蓝绿色线性标记的是黏膜内癌区，红线标记提示 sm 浸润区。组织学检查结果：中分化型腺癌 G2，pT1b sm1(300μm)。(待续)

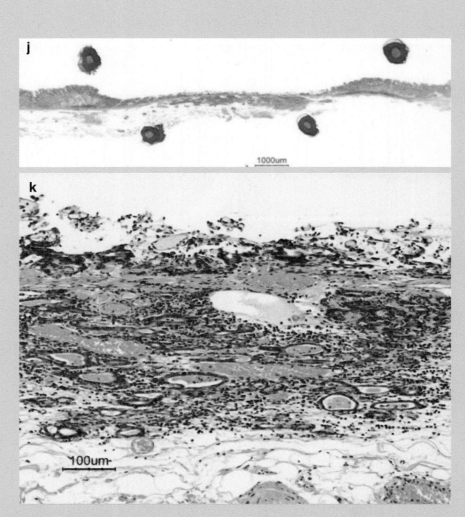

图 8.13(续)　(j,k)组织学检查(HE 染色)可见中分化型腺癌(肠型)伴 sm1 浸润。(k)(HE 染色,放大 100 倍)sm1 浸润。组织学诊断:p0-Ⅱc, 22mm×10mm, tub2, sm1(300 μm),Ly0,V0, LM(−),VM(−), ul(−),切缘阴性 R0 切除。ESD 达到治愈标准。

注意

- 根据指南标准(表 3.2),ESD 可达到根治目的。
- 跨学科交叉合作可提高诊断准确率。

病例 4：萎缩性胃炎伴 0-Ⅱb 型极小的发红区

75 岁男性患者，行 EGD 进行萎缩性全胃炎的年度检查。胃小弯侧极小的发红区进行详细评估及拟行 ESD 术（图 8.14a-m）。

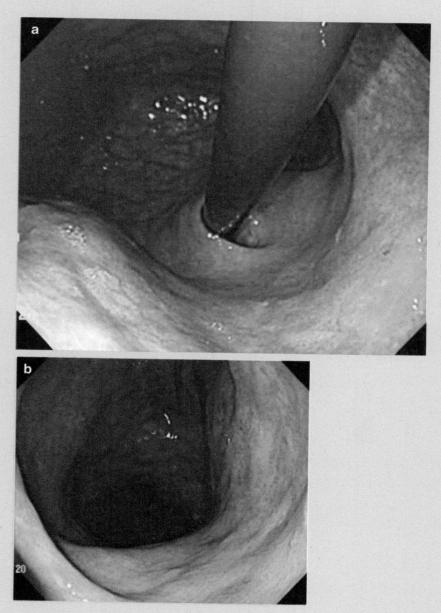

图 8.14　(a,b)萎缩性全胃炎伴细小的红色斑点。(a)倒镜视图。(b)标准 WLI 下正面视图。(待续)

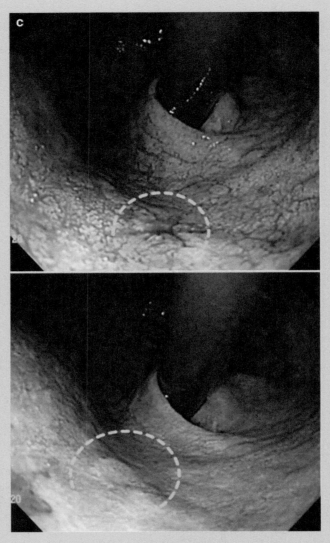

图 8.14(续) (c)病灶 1：0-ⅡC 型，胃体上三分之一小弯侧[黄圈所示部位，上图靛胭脂染色(IC)，下图乙酸+靛胭脂染色(AIM)]。(待续)

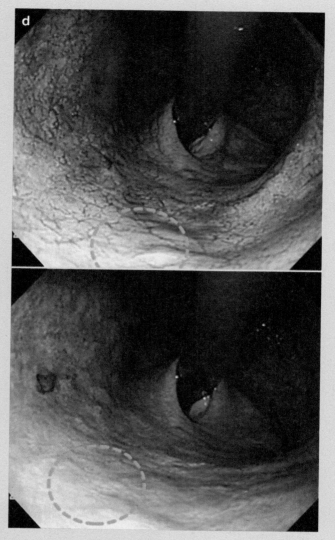

图 8.14(续) (d)病灶 2:0-Ⅱb 型(绿色圆圈,上图 IC,下图 AIM)。靶向活检显示组织学检查结果见图 (e,f)。(待续)

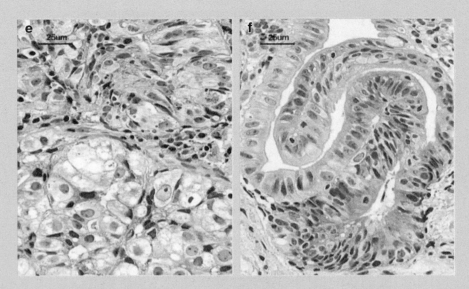

图 8.14(续)　(e)病灶 1 为黏膜腺癌 G1–G2。(f)病灶 2 为意义不明确的非典型腺体。两处病灶均采用 ESD 治疗。(待续)

临床诊断

病灶 1:0–Ⅱc,5mm,高至中度分化型黏膜腺癌。

病灶 2:0–Ⅱc,5mm,高度分化型黏膜腺癌。

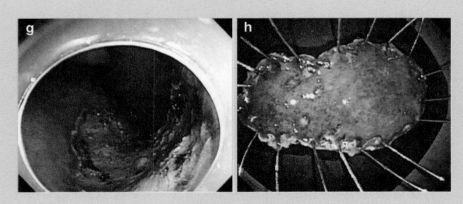

图 8.14(续)　(g)ESD 创面。(h)对带标记点的两处病灶采用 ESD 术式进行根治。(待续)

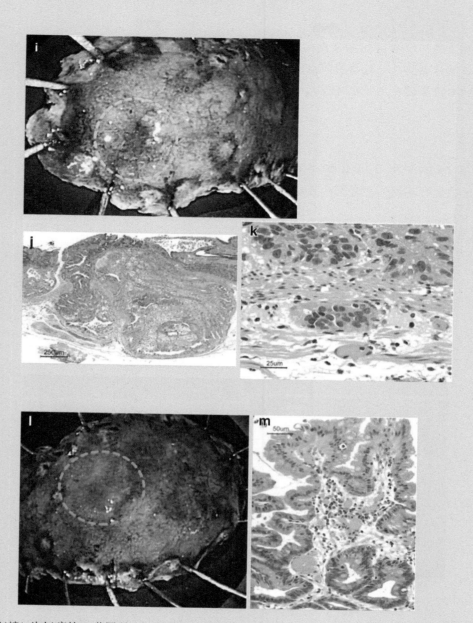

图 8.14(续) (i-k)病灶 1(黄圈所示部位)：WDAC,0-Ⅱc,4mm×3mm,G2(tub2> tub1),sm2,Ly0, V1。(l)病灶 2(绿圈所示部位)：p0-Ⅱc,6mm×5mm,(m)腺瘤,LM(-),VM(-),R0 切除。为根治 WDAC pV1,进行了近端胃大部切除术,未见肿瘤残留(-),pN0(0/26)。

注意

- 要警惕标准 WLI 下颜色变化(红色/苍白/杂色)!
- 必须对黏膜癌进行精确的组织学评估。
- 肿瘤边缘的界定必须遵循指南标准。

病例 5:胃体中段 0-Ⅱa 期小型病灶

该患者行萎缩性全胃炎的胃镜监测(图 8.15)。

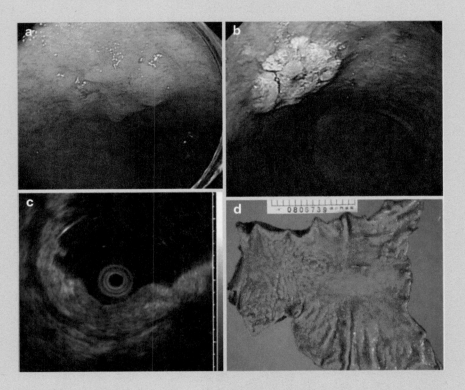

图 8.15 (a)WLI 下 0-Ⅱa 病灶,大小为 2cm。(b)靛胭脂色素内镜观察显示 0-Ⅱa+Ⅱc 型病灶。(c)hr-EUS 微探头(20MHz)提示肿瘤出现 sm 深层浸润(强回声的 sm 层出现断裂)。(d)胃大部切除标本可见分化型腺癌 G2(tub2>tub1),pT1b sm2,Ly1,V0,pPM0,pDM0,0-Ⅱa + Ⅱc,22mm×15mm。

注意

- 高分辨率环扫超声内镜(20MHz)可为根治性治疗策略的制定提供指导,同时建议将其用于开展 ESD 治疗的医疗中心。

(帅群 刘枫 译)

参考文献

1. Hamashima C, et al. The Japanese guidelines for gastric cancer screening. Jpn J Clin Oncol. 2008;38:259–67.
2. Hirota WK, et al. ASGE guideline: the role of endoscopy in the surveillance of premalignant conditions of the upper GI tract. Gastrointest Endosc. 2006;63:570–80.
3. Hosokawa O, et al. Diagnosis of gastric cancer up to three years after negative upper gastrointestinal endoscopy. Endoscopy. 1998;30:669–74.
4. Leung WK, et al. Screening for gastric cancer in Asia: current evidence and practice. Lancet Oncol. 2008;9:279–87.
5. Participants of the Paris workshop. The Paris endoscopic classification of superficial neoplastic lesions: esophagus, stomach, and colon: Nov 30 to Dec 1, 2002. Gastrointest Endosc. 2003;58:S3–43.
6. Fujisaki J, et al. Diagnosis of minute early gastric cancer using magnified endoscopy – especially using magnified-narrow band imaging. Gastroenterol Endosc. 2006;48:1470–9.
7. Tanaka K, et al. Surface pattern classification by enhanced-magnification endoscopy for identifying early gastric cancers. Gastrointest Endosc. 2008;67:430–7.
8. Yagi K, et al. Characteristic endoscopic and magnified endoscopic findings in the normal stomach without Helicobacter pylori infection. J Gastroenterol Hepatol. 2002;17:39–45.
9. Kawamura M, et al. Magnifying endoscopic findings of the surface structure of non-cancerous mucosa surrounding differentiated and undifferentiated gastric carcinoma. Dig Endosc. 2011;23:37–42.
10. Sakai Y, et al. Chromoendoscopy with indigo carmine dye added to acetic acid in the diagnosis of gastric neoplasia: a prospective comparative study. Gastrointest Endosc. 2008;68:635–41.
11. Tanaka K, et al. Features of early gastric cancer and gastric adenoma by enhanced-magnification endoscopy. J Gastroenterol. 2006;41:332–8.
12. Yokoyama A, et al. Novel narrow-band imaging magnifying endoscopic classification for early gastric cancer. Dig Liver Dis. 2010;42:704–8.
13. Yao K, et al. Detection and characterization of early gastric cancer for curative endoscopic submucosal dissection. Dig Endosc. 2013;25 Suppl 1:44–54.
14. Nonaka K, et al. Magnifying endoscopic observation of mantle cell lymphoma in the stomach using the narrow-band imaging system. Endoscopy. 2010;42 Suppl 2:E94–5.
15. Okada K, et al. Diagnosis of undifferentiated type early gastric cancers by magnification endoscopy with narrow-band imaging. J Gastroenterol Hepatol. 2011;26:1262–9.
16. Oyama T. Endoscopic diagnosis of gastric adenocarcinoma for ESD. Tokyo: Nankodo Co., Ltd.; 2010.
17. Nakayoshi T, et al. Magnifying endoscopy combined with narrow band imaging system for early gastric cancer: correlation of vascular pattern with histopathology (including video). Endoscopy. 2004;36:1080–4.
18. Abe S, et al. Depth-predicting score for differentiated early gastric cancer. Gastric Cancer. 2011;14:35–40.
19. Gotoda T. Endoscopic resection of early gastric cancer. Gastric Cancer. 2007;10:1–11.
20. Murai R, et al. Images of early gastric cancer. Endoscopy. 2003;35:598–605.
21. Gotoda T, et al. Endoscopic submucosal dissection of early gastric cancer. J Gastroenterol. 2006;41:929–42.
22. Soetikno R, et al. Endoscopic mucosal resection for early cancers of the upper gastrointestinal tract. J Clin Oncol. 2005;23:4490–8.
23. Gotoda T, et al. Incidence of lymph node metastasis from early gastric cancer: estimation with a large number of cases at two large centers. Gastric Cancer. 2000;3:219–25.
24. Hirasawa T, et al. Incidence of lymph node metastasis and the feasibility of endoscopic resection for undifferentiated-type early gastric cancer. Gastric Cancer. 2009;12:148–52.
25. Abe S, et al. Short- and long-term outcomes of endoscopic submucosal dissection for undifferentiated early gastric cancer. Endoscopy. 2013;45:703–7.
26. Sekiguchi M, et al. Favorable long-term outcomes of endoscopic submucosal dissection for locally recurrent early gastric cancer after endoscopic resection. Endoscopy. 2013;45:708–13.

第 9 章

十二指肠和小肠：黏膜肿瘤

Thierry Ponchon

9.1 前言

　　十二指肠腺瘤发生率最高，而整个小肠腺瘤发生率逐渐降低。在过去的30年中（1973—2004年），美国小肠腺癌的发病率增加了26%（7.3/100万），小肠类癌的发病率则翻了4倍（9.3/100万）。总之，小肠的恶性肿瘤中，类癌占37%，腺癌占37%，淋巴瘤占17%，间质瘤占8.4%[1]。十二指肠和空肠最好发的恶性肿瘤为腺癌，回肠则为类癌。但最近十二指肠类癌的发病率有所升高。对小肠腺瘤来说也有腺瘤—腺癌的发生序列，与结肠腺瘤也有着高度的相关性（50%~65%）[2-4]。

　　几乎所有家族性腺瘤性息肉病（FAP）患者在其一生中都可能发生小肠和壶腹部的腺瘤，主要位于十二指肠，是结肠切除的FAP患者因肿瘤导致的死亡的主因[5]。

9.2 小肠腺瘤恶变的发生率和风险

　　非壶腹部十二指肠腺瘤和小肠腺瘤经常是偶然间发现的。上消化道内镜检查中发现，十二指肠息肉患病率为1.5%~4.5%，散发的非壶腹部的十二指肠腺瘤患病率为0.1%~0.3%[6]。68%的

十二指肠非壶腹部的隆起性病变和较大直径的病变（直径>20mm）都为腺瘤[2]。鉴于该疾病和结肠腺瘤有着高度的相关性，建议患者行结肠镜检查。小肠腺瘤发生的风险随着散发十二指肠腺瘤的发生而增加，可行胶囊内镜诊断该类疾病[7]。目前鲜有关于散发性十二指肠腺瘤自然史方面的研究。最近对于43例低级别上皮内瘤变的腺瘤患者随访，平均随访时间为14个月，发现21%患者进展为高级别上皮内瘤变，5%进展为上皮内癌，该研究提示小肠也存在腺瘤—腺癌的进展模式。腺瘤恶变的高危因素为直径>20mm及首次活检病理为高级别上皮内瘤变[4]。

　　高危人群。目前已提出FAP患者小肠腺瘤及P-J综合征（PJS）[9]。在FAP患者一生中，几乎100%都有十二指肠腺瘤病的发生，大约5%~10%的患者可进展为十二指肠腺癌[8]。我们对于林奇综合征（HNPCC）累及小肠的情况知之甚少，但常染色体隐性遗传MUTYH相关的息肉病（MAP）患者，20%会进展为十二指肠腺瘤，4%有十二指肠癌恶变的风险[10]。

　　FAP十二指肠腺瘤病的潜在的恶变风险可通过改良的Spigelman评分（表9.1）进行评估，该评分包括腺瘤的大小、部位、组织学（管状、绒毛管状、绒毛）及是否有异形增生[8,11]。较高的Spigelman评分（>7分）是高级别上皮内瘤变的高危因素[8]。

表 9.1　修正后的 Spigelman 评分						
上皮内瘤变					十二指肠 FAP 分期	
数量 (A)	大小(mm) (B)	组织学 (C)	异形增生 (D)	评分	分期	总评分
					0	0
<10	<5	管状	低级别	1	Ⅰ	1~4
10~20	5~10	绒毛管状	中级别	2	Ⅱ	5~6
>20	>10	绒毛	高级别	3	Ⅲ	7~8
评分=A、B、C、D 评分总和					Ⅳ	9~12

Spigelman评分为Ⅱ、Ⅲ期的十二指肠腺瘤须行内镜切除，进展期十二指肠腺息肉病(Spigelman评分为Ⅳ期)进行术前风险评估后须行胰十二指肠切除术[12]，若评分降级，根据患者的意愿也可行多次息肉切除术[11]。

PJS患者错构瘤性息肉恶变的风险很小[9,13]。然而，并发症(比如小肠套叠)的风险随着息肉的大小而增加。因此，最近有一系列研究发现可通过双气囊小肠镜行息肉切术或黏膜切除术[13]。对于PJS患者，小肠息肉病可通过灌肠后的肠道CT、肠道MRI(避免辐射)及无线胶囊内镜诊断(图9.1a,b)。

注意

对于FAP及十二指肠腺瘤性息肉病患者，我们给出如下建议：

● Spigelman评分为Ⅱ、Ⅲ期的多个小腺瘤病灶，可使用冷圈套使其降级。

● 对于十二指肠较大径(>10mm)及进展期的腺瘤(低级别和高级别上皮内瘤变)，由经验丰富的内镜医师行内镜下切除。

9.3　壶腹部腺瘤

壶腹周围/壶腹部腺瘤主要侵犯十二指肠主乳头，其诊断主要是因为出现症状，或淤胆指数升高及胰腺炎发作。这类肿瘤可散发，或为遗传性的(如FAP)。无论散发或是遗传，壶腹部腺瘤恶变的可能性较非壶腹部要常见，恶变率达26%~65%[14]。

目前，尚无针对壶腹部肿瘤微表面结构及微血管结构内镜图像观察的系统性分析。对于腺瘤和腺癌的鉴别主要依靠恶性肿瘤的大体表现，例如肿瘤的硬度、表面的溃疡、组织的脆性，或者对可疑部位进行靶向活检。频率

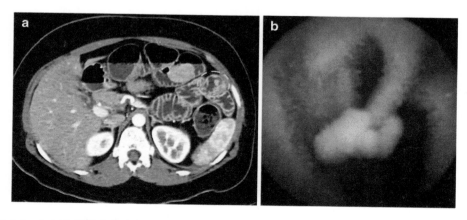

图 9.1　(a)CT 提示空肠息肉 0-Ⅰp 型(黄圈所示)。(b)胶囊内镜提示空肠息肉 0-Ⅰp 型。

为7.5MHz的超声内镜可判断肿瘤的浸润程度和局部有无转移（包括淋巴结转移），ERCP下管腔内超声（IDUS，20MHz）可判断胆管、胰管内肿瘤的浸润程度及深度。内镜下乳头切除术或ESD适用于无显著淋巴结转移、无黏膜下浸润且侵犯胆管小于10mm的腺瘤或局灶分化的腺癌[15,16]。肿瘤切除后的整块标本的T分期可以判断内镜切除是否达到治愈。进展期的十二指肠乳头癌需行手术切除[15,17]。

9.4 小肠病变的内镜分析

非壶腹部十二指肠病变的标准内镜操作流程为患者取左侧卧位或仰卧位，内镜操作前注射丁基东莨菪碱减少胃肠蠕动，操作过程中使用带有放大（放大倍数为60倍）及BNI功能的前视高清内镜观察病灶。侧视镜和应用靛蓝胭脂染色或NBI可加倍十二指肠腺瘤的检出率[18]。

正常黏膜表面可见绒毛状小肠柱状上皮的微表面形态（MSP），在十二指肠球部（十二指肠第1段）经常可以看到胃上皮化生的岛状黏膜（胃底腺型腺凹形态），十二指肠降段（十二指肠第2段）（图9.2a,b）、水平段（十二指肠第3段）和空肠黏膜内镜下则表现为细绒毛表面结构和螺旋式血管结构。

9.4.1 小肠非壶腹部黏膜肿瘤与非肿瘤的鉴别

小肠尤其是十二指肠隆起性病变鉴别范围较广。内镜下对病灶的鉴别通常需要依靠靶向活检或进一步用超声内镜（20MHz）进行检查，对于0–Is/Isp黏膜下肿瘤可使用线阵EUS（7.5MHz）+细针穿刺活检鉴别。直径大于10mm的类癌或神经内分泌肿瘤需进行核素扫描和放射学检查分期。对于十二指肠隆起性病灶的鉴别诊断及治疗的推荐详见表9.2。

十二指肠和小肠隆起性黏膜肿瘤性病变须和非肿瘤行病变鉴别，例如胃上皮化生（无小肠黏膜的规则的胃底腺型腺凹）（图9.3a-c），非肿瘤性的黏膜下病变表面覆盖正常十二指肠黏膜，如布氏腺囊肿和错构瘤（PJ综合征息肉、幼年性息肉、Cronkhite-Canada息肉、Cowden息肉）[6,19]。

黏膜下肿瘤（SMT）表面为正常黏膜，并可见桥形黏膜皱襞（参见图8.2d）。黏膜下肿瘤主要包括类癌（图9.4）、神经内分泌肿瘤、脂肪瘤、炎性纤维性息肉、胃肠间质瘤、平滑肌瘤[6]。类癌和直径大于10mm神经内分泌肿瘤（Ki–67指数>2%）有潜在的恶变和转移倾向（最近的共识意见详细叙述了各亚型的诊疗指南[20]）。低度恶性的NET或类癌可通过ESD或环周黏膜切开后圈套切除或外科手术完整切除病灶[20]。

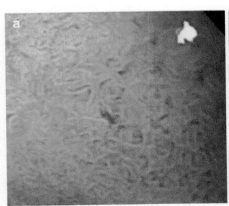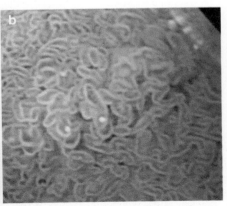

图9.2　十二指肠降段黏膜：小肠绒毛，肠壁圆柱形上皮细胞。(a)白光内镜放大60倍。(b)NBI放大80倍。

表 9.2　散发性十二指肠非壶腹部隆起性病变(0–Isp 或 0–Ⅱa)的鉴别诊断和治疗[6]

分类	组织学	治疗	监测
上皮性	胃上皮化生	无需	无需
	腺瘤 –/+ 高级别上皮内瘤变 [a]	内镜切除	6~12 个月
	癌 T1b[a]	外科手术切除	依据分期
黏膜下肿瘤	炎症、纤维化	内镜切除 [b](？)	无需
	有症状脂肪瘤	内镜、外科手术切除 [b](？)	无需
	平滑肌瘤	外科手术切除(？)	无需
	类癌	内镜、外科手术切除	依据分期
	间质瘤	外科手术切除	依据分期
	神经内分泌肿瘤	内镜、外科手术切除	依据分期
错构瘤	布氏腺增生	内镜切除 [b](？)	无需
	P-J 综合征	内镜切除 [b]	见 P-J 综合征
淋巴瘤	MALT 淋巴瘤或 T 细胞淋巴瘤 [a]	少量活检	依据分期

a.病变类型表现为 0–Ⅱb、0–Ⅱc、0–Ⅲ型。

b.仅有明显症状、较大的病灶(0–Ip,Isp)适合切除。

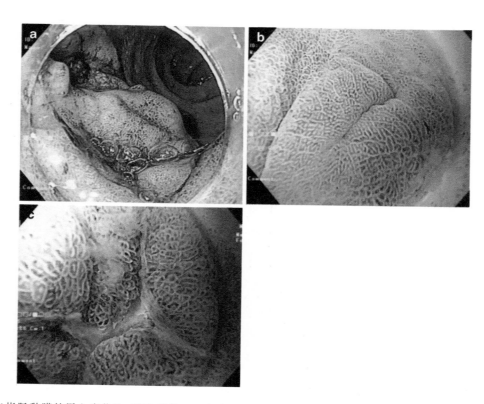

图 9.3　十二指肠黏膜的胃上皮化生。NBI 观察：(a)全貌。(b)60 倍放大内镜下。(c)活检瘢痕处的再生的化生上皮细胞(NBI,放大 60 倍)。

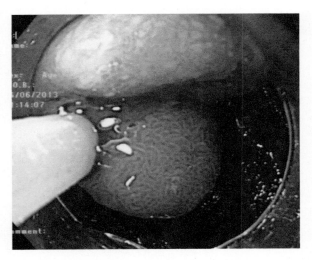

图9.4 十二指肠水平段黏膜下肿瘤（神经内分泌肿瘤G1期，12mm）。EMR整块切除术（R0）。正常绒毛状表面黏膜上皮清晰可见（白光内镜，放大40倍）。

散发性的非壶腹部腺瘤在白光下表现为十二指肠淡桔黄色黏膜中的白色病变（80%），有些则表现为红色病变。病灶边缘清晰，大部分大体形态为平坦隆起型（0-Ⅱa）或无蒂隆起型（0-Is），而较少（10%~20%）表现为凹陷性病变（0-Ⅱc，0-Ⅱa+0-Ⅱc）。腺瘤表面平坦或呈颗粒状，微表面结构类似于绒毛状或脑回样结肠腺凹形态（PPⅢ或Ⅳ）。小肠黏膜脑回状/嵴状MSP中白色区域的表现更为明显，有些存在的明显扩张的淋巴管使白色区域增强（图9.5a-d）。微血管结构密集，和非隆起型结肠腺瘤相似（MVPⅡ或ⅢA，参见表格4.2中B型）[4,19,21-23]。

在家族性息肉性患者中，非壶腹部腺瘤和散发性腺瘤在形态学、MSP、MVP均较为相似，但通常表现为不同的多处十二指肠病变[5,8,11]（图9.6a-f，表9.1）。一项关于十二指肠息肉病进展的前瞻性研究显示，基于修正后的Spigelman评分系统，Ⅳ期的十二指肠息肉病患者60岁时累积风险评估为43%，70岁时则达到50%。生存期中位数为8（4~10）年内，SpigelmanⅣ期的疾病中进展期腺瘤的比例为36%[5]。

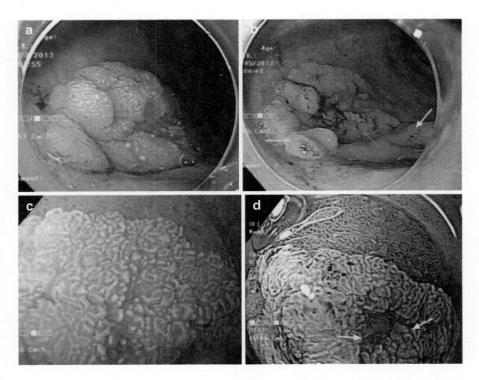

图9.5 （a,b）十二指肠球部（前壁）的腺瘤（红色箭头）和胃上皮化生（黄色箭头，下壁）。（c）为（a,b）两图白光放大60倍。十二指肠球部腺瘤（腹侧）和绒毛状十二指肠黏膜（上端）。注：可见增强的均匀的隐窝上皮白色区（隐藏着微血管），边界清晰。（d）十二指肠腺瘤活检后瘢痕（箭头）。注：增强的隐窝边缘上皮形成的白色区域和规则的微毛细血管结构（螺旋，开环），NBI内镜放大80倍（和a,b两图的腺瘤类似）。

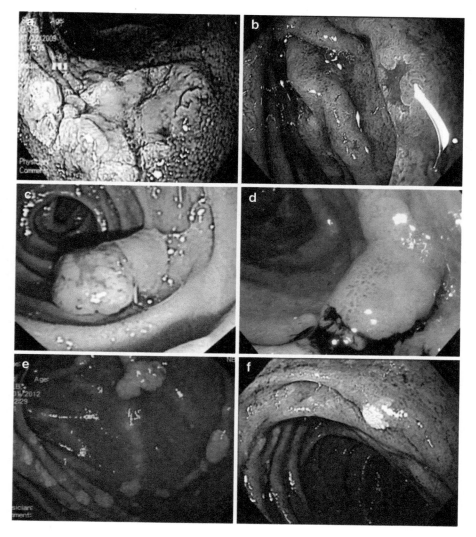

图 9.6　家族性腺瘤性息肉病患者非壶腹部腺瘤。(a) 平坦型 0-Ⅱa+c（白光内镜下靛胭脂染色）。(b) 凹陷型 0-Ⅱc（NBI）。(c)无蒂 0-Isp 型（常规白光内镜）。(d)无蒂 0-Is 型十二指肠腺瘤样病变（靶向活检后的 NBI 图像）。(e)十二指肠腺瘤病（多发 0-Ⅱa）（NBI 内镜）。(f)FAP 患者，平坦型 0-Ⅱb，白色（NBI）。(e)行冷圈套切除后 6 个月内镜复查。

9.4.2　小肠高级别上皮内瘤变/浅层侵润癌和深层黏膜下侵润癌的鉴别诊断

　　目前尚无针对小肠肿瘤微表面结构和微血管结构的循证、前瞻性研究。较大直径（>20mm）和表面发红的 0-Ⅱ型腺瘤更有可能隐藏着高级别上皮内瘤变[4]（图9.6c）。较明显的凹陷型的 0-Ⅱa+Ⅱc型的腺瘤和高级别上皮内瘤变及黏膜下腺癌密切相关，尤其是凹陷病灶表现为不

规则的MSP和MVP，类似于结肠pit pattern Ⅲs或Vn型和ⅢA型[19,21,24]（参见表格10.3）。而且，表面凹陷伴无结构的MSP和MVP预示为黏膜下浸润癌[25]（图9.7和图9.8）。

　　黏膜下注射后无抬举征提示肿瘤深层黏膜下侵润（>sm1）或是隆起的腺瘤病灶黏膜下有严重纤维化。绒毛状腺瘤发生局灶癌变的风险较高。有明显恶性征象的十二指肠肿瘤通常比较罕见，例如十二指肠侵袭性的腺癌（图9.8）或是胰腺、乳腺、肺的转移性黏膜癌。

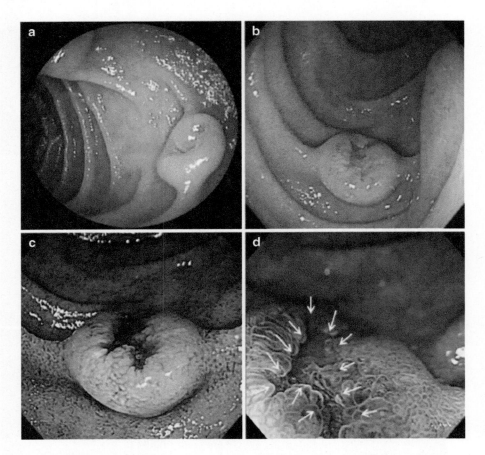

图 9.7　(a-d) 早期的非壶腹部腺癌 (d) 图中箭头所指处为肿瘤边缘, 表面有侵蚀性改变 (此图摘自参考文献[25])

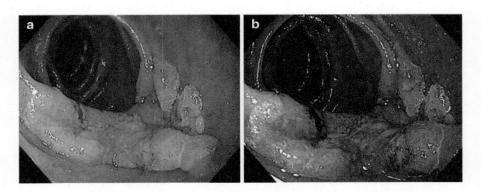

图 9.8　环绕肠腔半圈的腺瘤。该病灶很明显是一个中央凹陷型的病灶伴不规则边缘 (0–Ⅱa+Ⅱc)。无法行内镜下黏膜切除术, 行外科手术切除, 术后病理提示伴有黏膜下侵犯。标准白光 (a) 和 NBI (b)。

9.5　小肠肿瘤的内镜切除

由于黏膜下血管丰富、肠壁肌肉薄、内镜操纵的限制性，十二指肠是行内镜切除术（如内镜下息肉切除术、EMR）最困难的位置，即使分片切除也很困难[26-28]。M.J.Bourke对小肠黏膜病灶行黏膜切除术时需要的特殊技能和要点做了详述[26]。十二指肠非壶腹部腺瘤内镜下黏膜切除术的并发症概率较低，穿孔发生率为1.6%，延迟性出血发生概率为10%，操作相关的并发症发生率为11.5%，死亡率为0%[28]。内镜下黏膜切除术后产生的大的溃疡创面及术中电凝的使用，使得迟发性出血及穿孔的风险增加。预防措施包括：①切除创面处小心谨慎的电凝或夹闭黏膜下血管和；②内镜下闭合切除后的创面来预防胆胰管分泌液所致的迟发性溃疡形成[28]。

目前，西方国家的学者仍认为十二指肠内镜下黏膜剥离术难度高、风险大，因此不推荐行十二指肠ESD[26]。但在第一组病例系列中，对于十二指肠黏膜肿瘤，内镜下黏膜剥离术是可行的[25,29-31]，但穿孔发生率达13%~20%，12小时内迟发性出血发生率高达22%，大部分的并发症可通过内镜下干预来处理[21,23,29,231-33]。内镜下黏膜切除术后局部复发率较高，尤其是分片切除术后复发率高达33%，但ESD整块切除后无一例复发[2,21,23,24,29,30,33,34]。

9.5.1　家族性腺瘤性息肉病腺瘤的切除

依据指南的推荐，家族性腺瘤性息肉病患者中十二指肠腺瘤分级达Spigelman Ⅳ的腺瘤建议行扩大的外科手术包括十二指肠切除术和Whipple部分胰腺切除术，但操作相关死亡率达6%[12]。Gallagher等认为，只有42%~50%的FAP患者适合行十二指肠切除术和Whipple部分胰腺切除术[12]。这也强烈支持行预防性内镜下十二指肠腺瘤切除[11]。散发伴有低级别上皮内瘤变的十二指肠腺瘤ESD和EMR的结果令人鼓舞，但是很少有关于早期十二指肠癌的治疗结果[2,21,23,24,28,29,33,34]。

多发小的十二指肠的腺瘤可通过冷圈套快速切除（可通过负压吸引器取出活检标本），在多发小息肉存在的情况下有效降低疾病的分期。十二指肠微小腺瘤可行氩气刀烧灼，内镜下黏膜切除术结合氩气刀烧灼使得97%的患者在更长的时间（>5年）降低分期[11]。除此之外，十二指肠较大的病灶行内镜下黏膜剥离术的研究仍在进行中，可以在某些特殊的中心严密随访中的家族性腺瘤性息肉病患者进行ESD治疗。

9.6 病例:十二指肠非壶腹部腺瘤切除

病例1:大的散发性的十二指肠腺瘤,行完整的内镜下黏膜切除术。

67岁老年女性患者,因十二指肠降段内背侧约3.5cm×4cm绒毛管状腺瘤(低级别上皮内瘤变)行内镜切除术。病灶距十二指肠乳头1cm,且超过一个Kerckring皱褶。对于这个0-Ⅱa型较大的病灶,没有尝试行内镜下黏膜剥离术,由于该部位内镜稳定性差,很难行环周切开。行黏膜下注射后,从中间、背侧缘往右侧切,通过分片EMR(9快)将病灶完整地切除,严格避免切除部位残余的黏膜桥(图9.9)。由于切缘面积较大,夹闭黏膜边缘很难完成,尽管如此,溃疡愈合过程中并未出现并发症。术后6个月复查内镜,病灶部位可见一个3.5cm的瘢痕,内镜及活检证实无残留腺瘤。

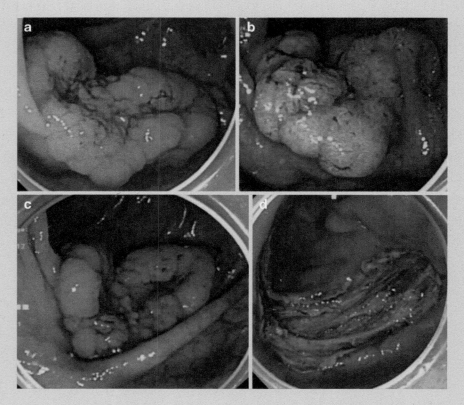

图9.9 (a-c)巨大扁平的十二指肠腺瘤(35cm×25cm),0-Ⅱa型(绒毛状伴低级别上皮内瘤变),白光内镜下靛胭脂染色,CE。(d)从背侧到腹侧(从左到右),使用圈套器将黏膜分9块切除,可见完整EMR切除后的病灶。

注意

内镜下十二指肠黏膜切除术前需要进行完善的风险评估。

病例2:FAP病患者行十二指肠多枚息肉冷圈套摘除术

65岁老年女性患者,平素体健。10年前因FAP伴结肠息肉病行全结肠切除术和袋状回肠造口术。该患者诊断为十二指肠腺瘤病,十二指肠有20余枚小腺瘤(腺瘤直径为4~8mm,病理证实为管状腺瘤伴低级别上皮内瘤变),水平段黏膜袋状皱襞中有一枚18mm×10mm的0-Ⅱa型腺瘤(病理证实为绒毛状腺瘤伴低级别上皮内瘤变)。该患者的腺瘤病分期为Spigelman Ⅲ期(7~8分)。通过简单的黏膜下切除绒毛管状腺瘤(3处)和多处冷圈套切除直径<10mm的较小的息肉(图9.10)可起到降低分期的效果。3处黏膜切除面积超过10mm的创面使用止血夹夹闭。术后6个月随访分期为Spigelman Ⅰ期。

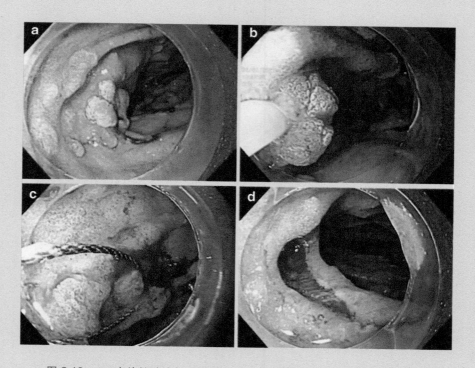

图 9.10　(a)家族性腺瘤性息肉病患者十二指肠腺瘤病。(b-d)冷圈套切。

病例3:十二指肠水平段散发型腺瘤行内镜下黏膜剥离术整块切除

65岁老年女性患者,因十二指肠水平段背侧3.5cm管状腺瘤伴低级别上皮内瘤变行内镜下切除术。病灶类型为0-Ⅱa+Is,跨越两个Kercking黏膜皱襞。ESD整块切除技术采用钩刀行部分环周切开随后部分黏膜下剥离,顺时针从背侧向远侧剥离。黏膜下存在广泛的纤维化和丰富的血管。最后,采用牵引线牵拉的方法进行了完整的黏膜下剥离术(图9.11c)。黏膜修整和创面闭合采用金属夹联合尼龙圈套的方法闭合(图9.11)。术后标本(3.8cm×3.6cm)提示管状腺瘤伴低级上皮内瘤变,切缘阴性。术后18个月后随访提示无复发。

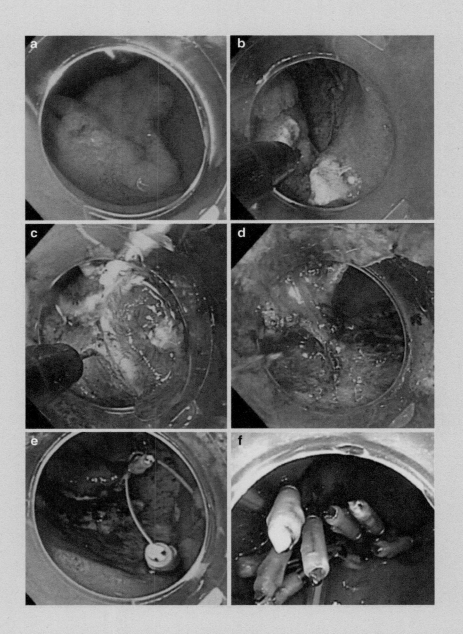

图 9.11　十二指肠水平部散发性腺瘤经 ESD 切除。(a)白光内镜下 0-Ⅱa+Is 型腺瘤。(b)使用钩刀行部分圆周切除及腹侧和背侧的黏膜切除。(c)使用夹子和牵引线从口侧将黏膜切除。(d)切除最后的黏膜桥。(e)使用内镜下尼龙绳圈套器调整两侧的位置。(f) 使用 8 枚止血夹夹闭病灶两侧 （图片来自于 T. Oyama/Nagano）。

注意

　　术后缺损黏膜行预防性的夹闭对于降低胰酶侵蚀所致的迟发性并发症(出血、穿孔)是十分重要的。

病例4：散发性的环周性十二指肠的腺瘤

　　该患者无意中发现十二指肠下角的腺瘤。病灶几乎覆盖肠腔全周。病灶中央隆起，表面发红缺乏绒毛状结构（图9.12）。行分片EMR，术后病理提示高级别上皮内瘤变，随后出现肠腔狭窄。狭窄肠腔的远端可见残留腺瘤病灶，该患者最终追加外科手术。

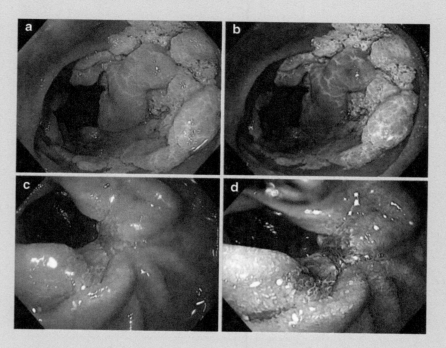

图 9.12　(a)准圆形的十二指肠腺瘤（0–Is 型）和(b)隆起病灶边缘，病灶中央红色增生部分可见绒毛状结构改变。(c)白光内镜下分片黏膜切除。(d)NBI 观察，确认高级别上皮内瘤变，黏膜切除后导致肠腔狭窄。

注意

　　全周型的十二指肠肿瘤内镜切除，对于富有经验的内镜医师来说也是极大的挑战，大部分病例行外科手术切除更好。

病例5:十二指肠黏膜下肿瘤

如图所示,患者行上消化道内镜检查发现十二指肠降段黏膜下肿瘤(图9.13)。黏膜下肿瘤覆盖了正常的绒毛状黏膜。使用透明帽辅助EMR达到R0切除。

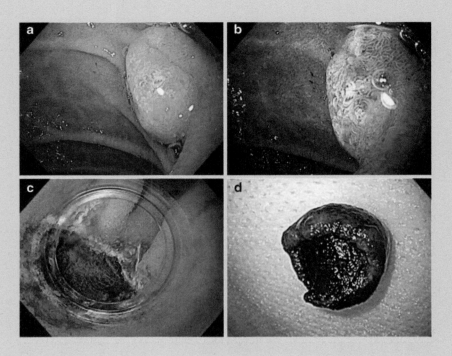

图9.13　(a)白光内镜下,十二指肠降段黏膜下肿瘤。(b)NBI观察,可见病灶表面黏膜呈绒毛状改变。(c,d)行透明帽辅助EMR,证实该病灶为神经内分泌肿瘤,R0切除。

注意

即使是经验丰富的内镜医师,手术风险也很高,必需要有外科医师保驾护航!

病例6：十二指肠黏膜肿瘤部分无表面结构

　　患者行常规上消化道内镜检查发现十二指肠乳头对侧可见一个0–Is和Ⅱa型散发性肿瘤。病灶中央缺乏为pit pattern表型（图9.14）。分片EMR将该病灶完整切除，术后病理提示腺瘤伴高级别上皮内瘤变。

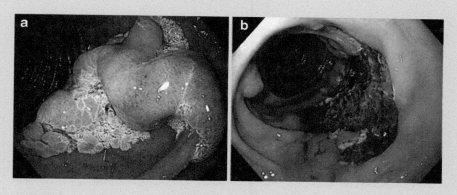

图 9.14　(a)0–Is+Ⅱa 型病灶，长 3cm，使用标准 NBI 观察，可见病灶中央呈凹形改变。(b)病灶分片切除后，使用白光内镜观察.病理证实为高级别上皮内瘤变。

注意

　　尽管已行内镜下黏膜切术，术后复发的风险仍然很高。

病例7:十二指肠腺瘤缺乏表面结构

如图所示(图9.15),十二指肠降段外侧壁可见一处0-Is型的息肉样病变(直径约2cm)。靶向活检提示十二指肠腺瘤伴低级别上皮内瘤变,部分病变部位无pit pattern结构。行内镜下整块黏膜剥离术,创面部位使用止血夹夹闭。术后提示腺瘤伴高级别上皮内瘤变,R0切除。

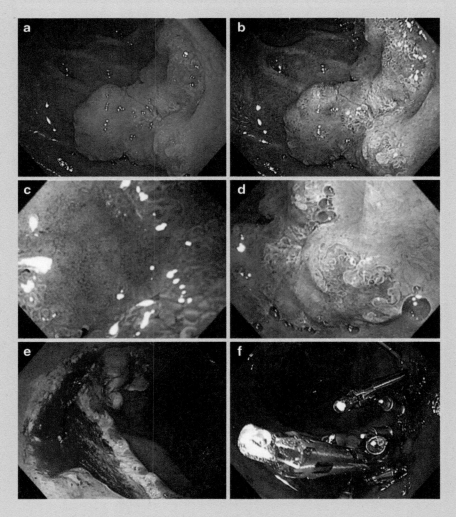

图9.15　(a,b)十二指肠降段侧壁息肉样腺瘤(直径2cm)(白光,NBI 观察)。(c)边界清楚,(d)病灶某些部分呈凹陷型改变(M-NBI 放大 60 倍)。(e)病灶完全切除。(f)黏膜撕裂部分使用夹子夹闭。

注意

　　仔细分析十二指肠病灶的表面结构和血管结构,当发现不规则表面结构或血管结构及表面结构缺失时,应选择行整块切除。

(蒋斐　金震东　译)

参考文献

1. Bilimoria KY, et al. Small bowel cancer in the United States: changes in epidemiology, treatment, and survival over the last 20 years. Ann Surg. 2009;249:63–71.
2. Abbass R, et al. Nonampullary duodenal polyps: characteristics and endoscopic management. Gastrointest Endosc. 2010;71:754–9.
3. Sellner F. Investigations on the significance of the adenoma-carcinoma sequence in the small bowel. Cancer. 1990;66:702–15.
4. Okada K, et al. Sporadic nonampullary duodenal adenoma in the natural history of duodenal cancer: a study of follow-up surveillance. Am J Gastroenterol. 2011;106:357–64.
5. Groves CJ, et al. Duodenal cancer in patients with familial adenomatous polyposis (FAP): results of a 10 year prospective study. Gut. 2002;50:636–41.
6. Culver EL, et al. Sporadic duodenal polyps: classification, investigation, and management. Endoscopy. 2011;43:144–55.
7. Riemann JF, et al. Frequency of small bowel polyps in patients with duodenal adenoma but without familial adenomatous polyposis. Z Gastroenterol. 2006;44:235–8.
8. Saurin JC, et al. Surveillance of duodenal adenomas in familial adenomatous polyposis reveals high cumulative risk of advanced disease. J Clin Oncol. 2004;22:493–8.
9. Beggs AD, et al. Peutz-Jeghers syndrome: a systematic review and recommendations for management. Gut. 2010;59:975–86.
10. Vogt S, et al. Expanded extracolonic tumor spectrum in MUTYH-associated polyposis. Gastroenterology. 2009;137(2009):1976–85 e1–10.
11. Moussata D, et al. Could therapeutic endoscopy be an alternative to surgery for the treatment of advanced duodenal polyposis in patients with familial adenomatous polyposis? Gut. 2009;58(Suppl II):A62.
12. Gallagher MC, et al. Pylorus-preserving pancreaticoduodenectomy for advanced duodenal disease in familial adenomatous polyposis. Br J Surg. 2004;91:1157–64.
13. Plum N, et al. Peutz-Jeghers syndrome: endoscopic detection and treatment of small bowel polyps by double-balloon enteroscopy. Z Gastroenterol. 2007;45:1049–55.
14. Standards of Practice Committee, et al. The role of endoscopy in ampullary and duodenal adenomas. Gastrointest Endosc. 2006;64:849–54.
15. Bohnacker S, et al. Endoscopic resection of benign tumors of the duodenal papilla without and with intraductal growth. Gastrointest Endosc. 2005;62:551–60.
16. Fukushima H, et al. Complete en bloc resection of a large ampullary adenoma with a focal adenocarcinoma by using endoscopic submucosal dissection (with video). Gastrointest Endosc. 2009;70:592–5.
17. Yoon SM, et al. Focal early stage cancer in ampullary adenoma: surgery or endoscopic papillectomy? Gastrointest Endosc. 2007;66:701–7.
18. Kiesslich R, et al. Value of chromoendoscopy and magnification endoscopy in the evaluation of duodenal abnormalities: a prospective, randomized comparison. Endoscopy. 2003;35:559–63.
19. Yoshimura N, et al. Endoscopic features of nonampullary duodenal tumors with narrow-band imaging. Hepatogastroenterology. 2010;57:462–7.
20. Delle Fave G, et al. ENETS Consensus Guidelines for the management of patients with gastro-duodenal neoplasms. Neuroendocrinology. 2012;95:74–87.
21. Shinoda M, et al. Successful endoscopic submucosal dissection for mucosal cancer of the duodenum. Dig Endosc. 2010;22:49–52.
22. Shiwaku H, et al. Use of endocytoscopy in the diagnosis of a rare, depressed-type ileal adenoma. Endoscopy. 2010;42 Suppl 2:E326–7.
23. Takahashi T, et al. Borderline cases between benignancy and malignancy of the duodenum diagnosed successfully by endoscopic submucosal dissection. Scand J Gastroenterol. 2009;44:1377–83.
24. Oka S, et al. Clinicopathologic features and endoscopic resection of early primary nonampullary duodenal carcinoma. J Clin Gastroenterol. 2003;37:381–6.
25. Dobashi A, et al. Early duodenal adenocarcinoma resembling a submucosal tumor cured with endoscopic resection: a case report. J Med Case Rep. 2012;6:280.
26. Bourke MJ. Endoscopic resection in the duodenum: current limitations and future directions. Endoscopy. 2013;45:127–32.
27. Fanning SB, et al. Giant laterally spreading tumors of the duodenum: endoscopic resection outcomes, limitations, and caveats. Gastrointest Endosc. 2012;75:805–12.
28. Lepilliez V, et al. Endoscopic resection of sporadic duodenal adenomas: an efficient technique with a substantial risk of delayed bleeding. Endoscopy. 2008;40:806–10.
29. Honda T, et al. Endoscopic submucosal dissection for superficial duodenal neoplasms. Dig Endosc. 2009;21:270–4.

30. Hoteya S, et al. Endoscopic submucosal dissection for nonampullary large superficial adeno-carcinoma/adenoma of the duodenum: feasibility and long-term outcomes. Endoscopy Int Open. 2013;1:2–7.

31. Jung JH, et al. Endoscopic submucosal dissection for sessile, nonampullary duodenal adeno-mas. Endoscopy. 2013;45:133–5.

32. Maruoka D, et al. Clinical outcomes of endoscopic resection for nonampullary duodenal high-grade dysplasia and intramucosal carcinoma. Endoscopy. 2013;45:138–41.

33. Matsumoto S, et al. Endoscopic submucosal dissection for duodenal tumors: a single-center experience. Endoscopy. 2013;45:136–7.

34. Apel D, et al. Follow-up after endoscopic snare resection of duodenal adenomas. Endoscopy. 2005;37:444–8.

第10章

结直肠：黏膜肿瘤

Frieder Berr, Toshio Uraoka, Naohisa Yahagi

10.1 引言

结肠镜筛查中发现的大多数病变是隆起型息肉（0-Ⅰp/Isp/Is），其中1/3是增生性息肉（非肿瘤性病变），2/3是肿瘤性病变（腺瘤或癌）[1,2]。较小的甚至微小的肿瘤性病变中，隆起型比平坦型更易发现[1,3]。而50%的结直肠癌起源于平坦型病变[4]。

虽然，结直肠平坦型和凹陷型病变在日本已经广为认识[5]，但是，在西方人群中，英国利兹的一项包含1000例常规结肠镜检查的前瞻性研究中才首次证实该型病变的重要意义。在该项研究中，除了2.5%的进展期癌症，共发现327个肿瘤性病变（包括6例早期结直肠癌），62%呈息肉样隆起型，36%呈平坦型，1.2%呈凹陷型。而高级别上皮内瘤变（HGIN）或浸润癌中，8%为息肉样隆起型，14%为平坦型，75%为凹陷型[6]。可见，较小的隆起型肿瘤性病变的癌变风险较低，而平坦型病变，特别是凹陷型病变的癌变风险较高[3,5]。因此，我们应熟悉不同结直肠黏膜肿瘤性病变的形态特点和癌变风险。

10.2 结直肠黏膜肿瘤的患病率和癌变风险

内镜下不同形态的结直肠黏膜肿瘤的患病率以及发生HGIN或浸润癌的风险详见表10.1a，侧向发育型肿瘤（LST）详见表10.1b。不同形态结直肠黏膜肿瘤的总患病率，与评价结肠镜筛查质量的重要指标腺瘤检出率约为15%（女性）~25%（男性）是一致的[7,8]。将非隆起型病变的患病率作为基准，可用于预测结肠镜病变的检出率，并判断结肠镜筛查的质量。

10.3 结肠黏膜和结直肠肿瘤的基本形态

结直肠黏膜表面为柱状细胞上皮，包括吸收细胞和产黏液杯状细胞。在标准白光下，正常的结直肠黏膜因表面覆有黏液层而呈光滑的反射面，分支状的黏膜下集合小静脉呈淡红色（图10.1a，b）。结肠黏膜腺体呈管状结构，每个隐窝状的腺体开口呈小圆形、规则排列，这即为Ⅰ型的正常隐窝形态（PPⅠ型）[5]（图10.2a）。炎症可引

表 10.1a　结直肠黏膜肿瘤的患病率和癌变率[3.5.6.8]				
内镜分型		患病率(%)	癌变率(%)	切除方法
隆起型 0–Ip/Isp/Is		15~20	1~15	圈套
平坦型 0–Ⅱa/b		约 5	4~6	EMR
凹陷型 0–Ⅱc		约 0.5	30~75	整块切除

表 10.1b　侧向发育型肿瘤(LSTs)的患病率和癌变率[5.9.10]				
内镜分型		患病率	癌变率	切除方法
LST-GH 颗粒型(均一型)		约 5	0~1.5	EMR
LST-GM 颗粒型(结节混合型)		约 5	13(约 30[a])	整块切除
LST-NGF 非颗粒型(平坦型)		约 3	>10(约 29[a])	整块切除
LST-NGPD 非颗粒型(假凹陷型)		约 1.5	28~70	整块切除

a.病变直径>30 mm。

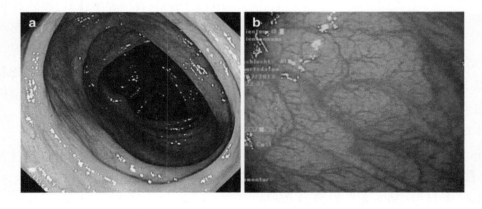

图 10.1　(a)白光下正常升结肠和(b)白光下正常升结肠黏膜。

起黏膜水肿,黏膜和黏膜下层血管充血而发红,黏液分布不均匀而使黏膜表面欠光滑,上皮糜烂并伴有白色的纤维蛋白渗出,甚至黏膜溃疡(图10.5,见下文)。可见的分支状黏膜下血管减少或消失,而表面黏膜可为正常小圆形的Ⅰ型隐窝形态,如黏膜有慢性再生性增生,也可呈星形的Ⅱ型隐窝形态(PP Ⅱ型)(图 10.2b)。

图像增强放大内镜(IEE)结合放大 NBI 和(或)染色内镜可用于分析黏膜早期瘤变。S. Kudo 首次提出了放大染色内镜下结肠正常黏膜、增生和瘤变黏膜腺体表面结构(隐窝形态 pit pattern,PP)(表 10.2b),而 Y. Sano 运用放大 NBI

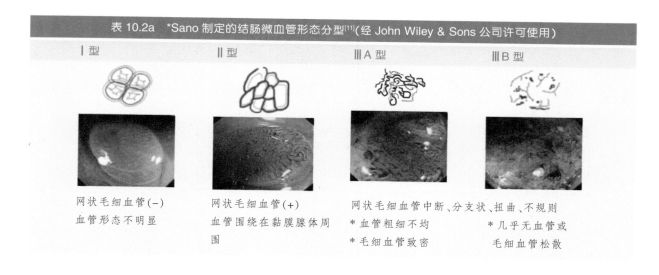

表 10.2a *Sano 制定的结肠微血管形态分型[11]（经 John Wiley & Sons 公司许可使用）

Ⅰ型	Ⅱ型	ⅢA型	ⅢB型
网状毛细血管(−) 血管形态不明显	网状毛细血管(+) 血管围绕在黏膜腺体周围	网状毛细血管中断、分支状、扭曲、不规则 *血管粗细不均 *毛细血管致密	*几乎无血管或 毛细血管松散

内镜观察增生和瘤变黏膜血管形态（capillary pattern, CP），并与正常黏膜比较其差别（表 10.2a）。日本胃肠内镜学会对 CP 和 PP 的分型已达成共识[5,11]。窄带成像国际结直肠内镜分型（Narrow-Band Imaging International Colorectal Endoscopic Classification, NICE）是其简化版，可运用于常规内镜下的靛胭脂染色和 NBI 观察（表 4.2）[11,12]。而最初的 CP 和 PP 分型对诊断黏膜下浸润癌更准确。

结肠黏膜血管形态（CP）（表 10.2a）。CP Ⅰ型在放大 NBI 下呈稀疏的、规则的网状结构，为正常黏膜的网状血管分布在规则的腺体隐窝周围。而在增生病变，由于隐窝边缘上皮增生可使网状血管显示不清。清晰规则网状结构的 CP Ⅱ型提示为腺瘤，而不规则结构的 CP ⅢA 型见于黏膜内或浅层黏膜下癌，以及少见的 0−Ⅱc 型的未分化腺瘤（占结直肠癌<2 %）。CP ⅢB 型呈稀疏的、极为不规则的粗血管，提示为浸润至 sm2−3 的黏膜下癌（特异度 85%）[11,13,14]。

10.4 结直肠病变大体形态的鉴别诊断

靛胭脂染色显示黏膜瘤变（腺瘤、HGIN、腺癌）的病灶边界清楚，分支状黏膜下血管消失，

PP 分型为 Ⅲ−Ⅴ 型，而在锯齿状腺瘤（图 10.3）中表现为变异型增生性隐窝分型（Ⅱ型，图 10.15）。判断隆起型或平坦型黏膜瘤变的病灶边界较容易。而表现为增生性隐窝分型，大多位于直肠乙状结肠的 0−Is/Isp 或 0−Ⅱa 型的增生性息肉的病灶边界不清楚（图 10.4a,b）。增生性息肉需注意不应与锯齿状腺瘤相混淆，这种腺瘤也表现为增生性隐窝分型，常位于右半结肠的 0−Is 或 0−Ⅱa 型（对比 10.7 节）。此外，一些隆起型病灶（0−Isp, 0−Is, 0−Ⅱa）表面黏膜和黏膜下血管均正常，如黏膜下肿瘤（SMT），少见的错构瘤（Peutz-Jeghers 息肉, 幼年型息肉）或质地柔软的反转性憩室。充血发红或黏膜色泽改变的息肉样隆起型病变或平坦型病变，表面隐窝形态正常或为增生性，常见于溃疡性结肠炎或 Crohn 病的炎性假息肉（图 10.4c,d；参见第 11 章），少见于黏膜下浸润的淋巴瘤或起源于其他部位或器官（腹膜、卵巢、转移癌）的继发性癌。

平坦或凹陷型病变（0−Ⅱa-c，常为红色）有明显的黏膜瘤变特征（边界清楚，瘤变相关的隐窝形态，黏膜下分支状血管形态消失或改变）。充血发红、边界不清的病变是黏膜炎症性病变的特征，如糜烂和炎性溃疡（常覆有纤维蛋白，图 10.5），缺血性溃疡，或血管发育异常。黏膜发白的平坦型病变，隐窝形态基本正常，是 MALT 淋

	分型 [a]	隐窝形态特点	组织病理学意义
	表 10.2b 结肠黏膜隐窝形态的分型[15,16]（参见图 10.2a–h）		
	I 型	圆形(隐窝规则)	正常黏膜或炎症
	II 型	星形或乳头状	黏膜增生 (增生性息肉或锯齿状腺瘤)
	III s 型 [b]	小管状或圆盘状	腺瘤或癌(常为凹陷型病变)
	III L 型	大管状或圆盘状	腺瘤 (多为常见的息肉隆起型病变)
	IV 型 [a]	分支状或脑回状	腺瘤(常为绒毛状腺瘤)
	Vi 型–轻度	不规则,隐窝边缘光滑	腺瘤 (LGIN),早期癌(HGIN,T1m 或 T1sm1)
	Vi 型–重度	不规则,隐窝开口小,边缘粗糙	黏膜下浸润癌(80% ≥sm2)
	V_N 型	无结构	黏膜下浸润癌(≥sm2)

a.形态分型:正常(I 型),增生性或锯齿状(II 型),瘤变(III–V 型)。

b.III s 型和 V 型无规则形态(如,隐窝不对称,隐窝大小和排列不规则,部分隐窝结构缺损),提示恶变可能性大。III s 型腺瘤性病变很可能进展为平坦凹陷型的浅表癌,且同时伴有微小癌灶的可能性大;V 型(Vi 型–重度,V_N 型)提示黏膜下浸润的风险大[7,15,16]。

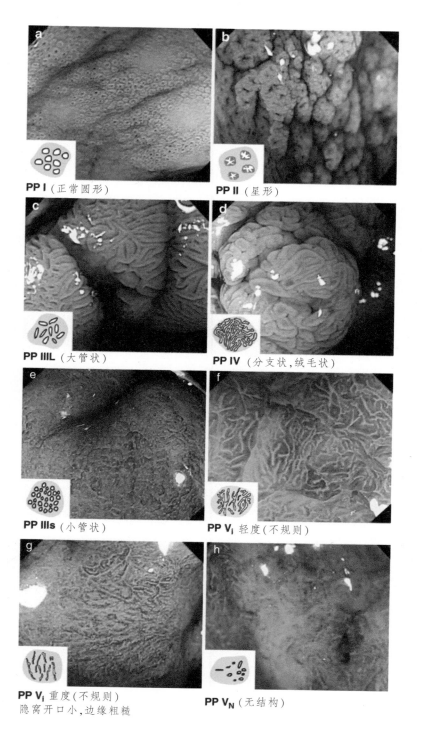

PP I（正常圆形）　　　　　**PP II**（星形）

PP IIIL（大管状）　　　　　**PP IV**（分支状，绒毛状）

PP IIIs（小管状）　　　　　**PP Vi** 轻度（不规则）

PP Vi 重度（不规则）　　　　**PP VN**（无结构）
隐窝开口小，边缘粗糙

图 10.2　结肠隐窝形态 I 型–V_N 型（根据 Kudo 分型[5,16]）。放大（40~80 倍）染色内镜图像（a-e，靛胭脂；f-g，结晶紫）。与表 10.2b 对应。(a)PP I 型正常圆形。(b)PP II 型星形。(c)PP IIIL 型大管状。(d)PP IV 型分支状，脑回状，绒毛状。(e)PP IIIs 型小管状。(f)PP Vi 型轻度不规则。(g)PP Vi 型重度不规则，隐窝开口小，边缘粗糙。(h)PP V_N 型无结构。

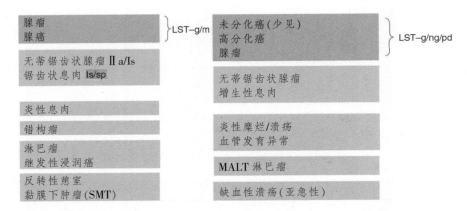

图 10.3 依据靛胭脂染色内镜下隐窝形态进行结直肠病变的鉴别诊断:瘤变(红色标记),增生性/锯齿状(蓝色标记),和正常隐窝形态(灰色标记)。黏膜内瘤变(腺瘤,锯齿状,癌变)的病灶边界清楚,而增生性、炎症性病变或黏膜下浸润性癌的病灶边界模糊。

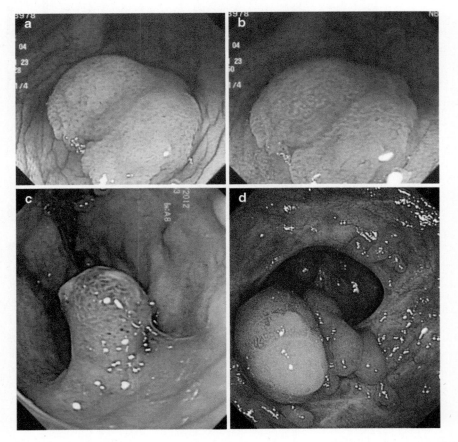

图 10.4 (a,b)盲肠无蒂增生性息肉,PP Ⅱ型(星形)。(a)靛胭脂染色。(b)盲肠 M-NBI(放大 40 倍),CP Ⅰ型(网状微血管不明显)。(c)乙状结肠靛胭脂染色,非瘤变性 0-Ip 型病变(中度活动期溃疡性结肠炎的慢性炎症-再生性病变)。(d)乙状结肠白光内镜,非瘤变性 0-Isp+Is 型病变,边界不清楚,部分病变表面 CP Ⅰ型,PP Ⅱ型(中度活动期CD 的炎症-再生性病变)。

巴瘤的典型表现，而亚急性缺血性溃疡边缘规则、固有肌层暴露也可使病变表现为发白或轻度发红，但没有隐窝形态的基本结构(图 10.6)。

黏膜发白的平坦型病变，黏膜下血管形态消失，边界模糊，而放大 NBI 显示边界清楚也可见于非颗粒型 LST。

平坦型或凹陷型黏膜瘤变，包括 LST 非颗粒型和大部分 LST 颗粒型(LST-GH，LST-GM，和 LST-G 全结节型)表现为黏膜表面发白，边界清楚，黏膜下正常血管形态消失(图 10.7a-j)。病理上可进一步区分为典型的腺瘤，锯齿状腺瘤或 HNPCC 相关腺瘤，和 HGIN/黏膜内癌 (见下文 IEE 相关分析)。凹陷型黏膜瘤变 0-Ⅱc 型，如浸润至黏膜肌层(MM)或浅表三分之一黏膜下层(sm1)，可在内镜注气时肠腔变形(图 4.2b；详见下文 10.6 节)。早期癌浸润至 sm1 常可见表面黏

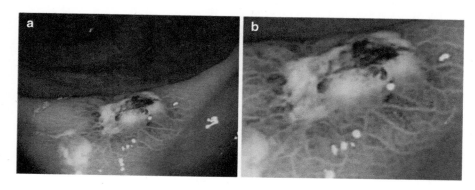

图 10.5　(a)标准 NBI,82 岁男性患者的孤立性直肠溃疡。(b)标准 NBI,CP Ⅰ 型(网状),PP Ⅰ 型,溃疡表面覆有纤维蛋白,边界模糊。

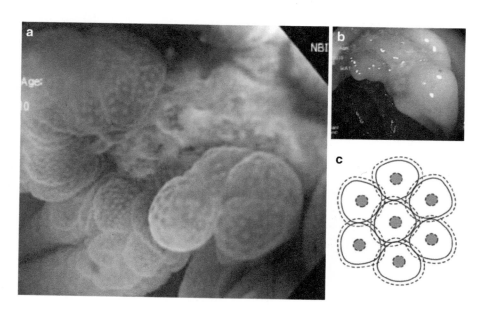

图 10.6　0-Ⅲ型病变。80 岁女性患者左侧横结肠两个溃疡，其中一处位于相邻结肠袋的黏膜皱襞。(a)标准的白光内镜图像。(b)M-NBI 放大 80 倍，典型的亚急性缺血性溃疡，固有肌显露，边缘黏膜 CP 正常(网状，CP Ⅰ 型)，隐窝形态正常(白色圆点状，PP Ⅰ 型)。(c)PP Ⅰ 型和 CP Ⅰ 型示意图(修改自 Sano 等[17])。

膜轻微(0-Ⅱc)或显著凹陷(Ⅱc+Ⅱa)(表4.2C)。

大部分 LST-NG 的黏膜色泽正常,病灶边界相对不清楚;较大的病灶才易在白光内镜下发现。靛胭脂染色可清晰显示病灶边界(图10.7h,j)。LST 常见于右半结肠和直肠。不同类型 LST 局灶癌变的风险详见表10.3。LST 恶变的风险随病灶大小的增加而增大,特别是当直径大于

30mm 时,与其他类型相比 LST-GM,LST-NG 的恶变风险较高,其中假凹陷型 LST-NGPD 恶变风险最高(图10.7i,j)。

东京国立癌症中心(NCC)回顾性分析1998—2006 年切除的直径≥20mm 的 LST,证实0.9%的 LST-GH、16%的 LST-GM、58%的 LST-NG 有黏膜下浸润,而直径<20mm 的 LST-GM 或

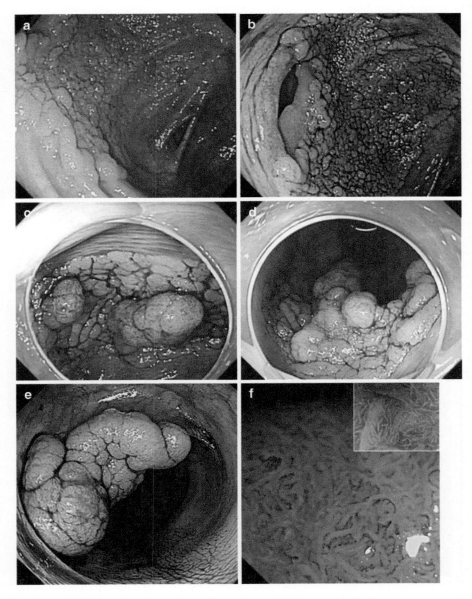

图10.7　(a-f)LST-G。(a,b)盲肠 LST-G颗粒均一型,(a)白光内镜,(b)靛胭脂染色。(c,d)LST-GM 颗粒-混合结节型,(c)白光内镜,(d)靛胭脂染色。(e)LST-G 全结节型的靛胭脂染色。位于横结肠 0-Is+Ⅱa 型,直径 30 mm。(f)M-NBI(放大 80 倍)观察(e)图的 LST-GM:CP ⅢA 型(插图为结晶紫染色;PP Vi 型轻度)。ESD:管状腺癌(黏膜内)。(待续)

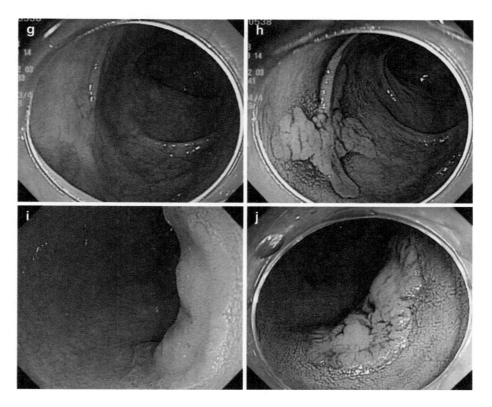

图 10.7(续) (g-j)LST-NG。(g,h)LST-NG 平坦型(0-Ⅱa)；白光和靛胭脂染色；(i,j)LST-NGPD(0-Ⅱa+Ⅱc，中央隆起)白光内镜和靛胭脂染色。

		平均值		各个病理类型的百分比			
	病变	大小 (mm)	n	LGIN (%)	HGIN (%)	Ca≤sm1 (%)	Ca≥sm2[a] (%)
	LST-GH	32	57	32	26	42	0
	LST-GM	39	86	9	30	56	5
	LST-NGF	22	77	26	34	36	3
	LST-NGPD	20	25	16	12	68	4
	Ⅱc 或 Ⅱa+Ⅱc	17	5	0	0	33	67

表 10.3 ESD 切除的 LST,0-Ⅱc 型或 0-Ⅱa+Ⅱc 型病变的特点[9]

a.所有病变均适合 ESD 治疗(因 LST 经内镜诊断考虑为黏膜下浸润癌的病变已剔除,结果有选择性偏倚)。应注意直径较大的 LST,HGIN/黏膜内癌的比例高。

LST-NG 仅 5% 有黏膜下浸润。因而，NCC 推荐直径 ≥20mm LST-NG 和 ≥40mm 的 LST-GM 病灶需整块完整切除[18]。

10.5 运用图像增强放大内镜鉴别诊断结直肠病变

图像增强放大内镜（IEE）运用 NBI 观察 CP，靛胭脂染色观察 PP II-IV 型，结晶紫染色观察 PP V 型，是提高内镜鉴别诊断早期黏膜瘤变的准确度至 90% 以上，以预测瘤变的组织类型和肿瘤分型的基本技术（见图 10.8）。首先，运用 M-NBI 判断 CP，再决定使用靛胭脂还是结晶紫染色判断 PP。

注意

放大 IEE（60 倍及以上），NBI 和结晶紫染色观察 CP 和 PP 鉴别以下病变的准确度达 90% 以上：

- 腺瘤与腺癌。
- 黏膜内癌与黏膜下浸润癌。
- 增生性病变与腺瘤和锯齿状瘤变（鉴别后者的准确度低，详见 10.6 节）。

增生性病变 0-I 型或 0-II a 型主要是增生性息肉（HP），常见于直肠乙状结肠（图 10.4）。散发的增生性息肉为非肿瘤性病灶，常显示星形的 II 型 PP（图 10.2b）和稀疏、规则的 I 型 CP（表 10.2a，图 10.4）。

腺瘤由变异的结肠黏膜细胞构成，核浆比增加，胞核朝向上皮层的极性排列消失，细胞克隆增殖增加，并形成假腺管结构（参见图 4.6）。根据定义，腺瘤无浸润和转移的可能，细胞间的粘附性存在。因而，腺瘤细胞在腺上皮边缘形成单层排列，运用放大 NBI 可见其排列形成的表面形态（surface pattern，SP）（图 4.5）。假腺管结构增殖增加可形成不同的表面隐窝形态。典型腺瘤的假腺管结构规则，可显示 PP 为 III L 型或 IV 型，偶见 III s 型或 Vi 型（图 10.2c-g），CP 为 II 型（图 10.9 和图 10.10）。在白光内镜和 NBI 下由于表现隐窝形态的改变而形成的腺瘤边界显示清楚，但是腺瘤的凸起面与正常黏膜平坦面的分界不明显（图 10.9d，参见图 4.6）。腺瘤上皮的规则结构可运用可吸收染色剂结晶紫显示清楚。结晶紫还可以更好地显示不规则或结构破坏的假腺管结构（PP Vi 型或 V_N 型）（图 10.2f-h）。

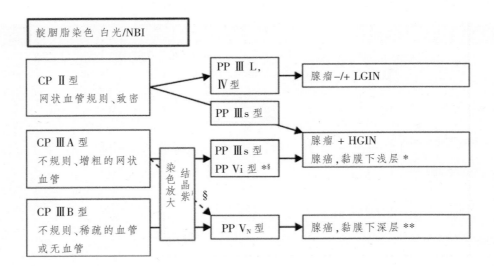

图 10.8　放大 NBI/染色内镜分析血管形态（CP）和隐窝形态（PP），鉴别结直肠黏膜瘤变的恶性程度和浸润深度。§.PP Vi 型重度提示浸润至黏膜下深层。* 黏膜下浅层浸润 <1000μm；** 黏膜下深层浸润 ≥1000μm。

注意

白光内镜和靛胭脂染色显示腺瘤的典型结构：

- 黏膜下血管形态消失。
- 病灶边缘清晰。
- 病灶颜色发红、呈分叶状。
- 隐窝形态规则，呈管状(Ⅲ L，偶见Ⅲs 型)或分支状(Ⅳ型)。

- 0-Ⅱa+Ⅱc 型腺瘤在内镜注气/吸气时，病灶部位肠腔扩张均匀，而在放大 NBI 可显示以下典型结构：

- 平坦均匀的表面形态(上皮隐窝边缘)。
- 规则的微血管形态(CP Ⅱ型)。

分化型腺癌(G1,G2)在癌变的边缘隐窝细胞排列的厚度和形状不规则(不规则 SP)，并形成不规则的假腺管结构(结晶紫染色见不规则隐窝形态，PP Vi 型或 V_N 型)(图 10.8，图 10.2 f–h，参见 10.9 节病例 1)。癌灶新生血管形成不规则致密增粗的血管形态 CP Ⅲ A 型 [10,12,19,20](图 4.4b，图 10.7f 和图 10.10c)。成簇生长的癌细胞团形成的凸起面与周围腺瘤或正常黏膜平坦面的分界线明显。黏膜下深层浸润癌使假腺管结构和微血管形态部分或完全破坏，而形成结构破坏、无结构的隐窝形态(PP Vi 型–重度，V_N 型)和不规则、稀疏、增粗的微血管形态(CP Ⅲ B 型)(图 10.2 g–h 和图 10.10d)。

未分化型腺癌(G3)在结直肠很少见(<5%)，还不能运用内镜与分化型腺癌进行鉴别。

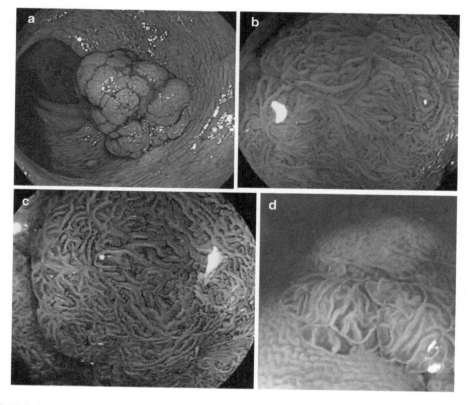

图 10.9　(a–d)隆起型瘤变 0–Isp 型，直径 25mm。(a)白光内镜下靛胭脂染色(b)放大观察，(c)M-NBI(放大 80 倍)：PP Ⅳ型和 CP Ⅱ型。组织病理：管状绒毛状腺瘤，局部 HGIN。(d)隆起型腺瘤 0–Isp 型，直径 15mm，边界清楚，但腺瘤凸起面的分界不清，CP Ⅱ型(PP ⅢL 型)，表面形态均匀(SP 边缘隐窝上皮；M-NBI 放大 60 倍)。EMR 提示管状腺瘤，局部 LGIN。

注意

　　早期分化型腺癌的特征(AC G1 或 G2)：

●SP 不规则(癌细胞上皮厚度不均)。

●不规则的隐窝形态 PP Vi 型(或无结构的 PP V_N 型)。

●不规则的 CP ⅢA 或ⅢB 型。

●癌变灶边缘与周围腺瘤的分界线明显。

　　在遗传性非息肉性结肠综合征中，平坦型

HNPCC 相关黏膜瘤变（图 10.11a–c）为典型的 0–Ⅱa/b/c 型病变，靛胭脂染色或放大 NBI 观察可见黏膜表面发白、边界清楚。该类 HNPCC 相关病变在结肠黏膜病变中的数量并不比散发性平坦型腺瘤多，但是，该类平坦型腺瘤含有黏膜发白的成分（70%~80%呈黏蛋白绒毛状），进展为 CRC 的年龄早（平均年龄 35~40 岁），且主要好发于右半结肠(约 70%)[21]。该类 HNPCC 相关病变同时伴有 HGIN 和局部癌变的比例高（40%~

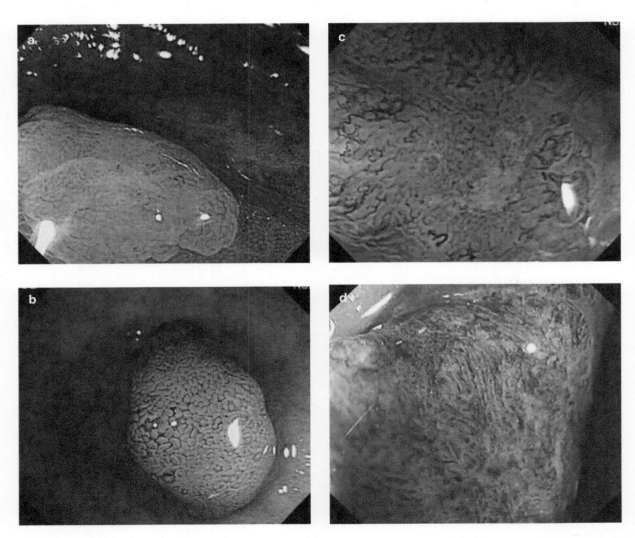

图 10.10　血管形态(CP)分型(M-NBI,放大 100 倍)。(a)CP I 型,显示不清楚,网状毛细血管(–),为增生性病变 0–Ⅱa 型(PP Ⅱ型),与之相邻正常黏膜(右侧)CP I 型(+)。(b)CP Ⅱ型,规则的网状毛细血管,为 0–Is 型腺瘤(可能为 PP ⅢL 型)。(c)CP ⅢA 型,不规则、网状、增粗的血管,为平坦型病变,病理上可为腺瘤、HGIN 或黏膜内(浅层黏膜下浸润)分化型癌。建议使用结晶紫染色判断 PP。(d)CP ⅢB 型,松散、不规则血管,部分区域无血管结构,提示黏膜下浸润癌(≥ sm2)。应使用结晶紫染色判断 PP V 型的亚型(如重度不规则或无结构)。

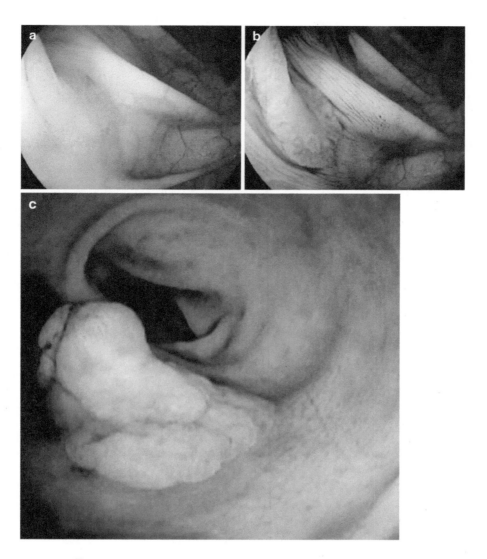

图 10.11 (a)LST–NG(0–Ⅱa),41 岁男性患者的升结肠黏膜色泽改变,HNPCC(MLH–1 基因突变)。(b)靛胭脂染色:病变边界显示清楚。(c)LST–GM(0–Is+Ⅱa),32 岁女性患者,大小为 15mm 的黏膜色泽改变,HNPCC(MLH–1 阴性),在结肠镜检查阴性后 24 个月随访,靛胭脂染色发现。全结肠镜染色检查可提高 HNPCC 相关平坦型瘤变的检出(摘自参考文献[21],*Endoscopy*,经 Thieme 公司许可使用)。

80%),主要向黏液样癌分化[21-23]。M–NBI 显示 CP Ⅱ 型或 ⅢA 型,PP ⅢL 型、Ⅳ 型或 Vi/V~N~ 型。

10.6 内镜对病变浸润深度的评价:黏膜下浅层(sm1)与黏膜下深层(sm2-3)

评价病变浸润深度可用于指导早期癌是否可以进行内镜切除。其他增加肿瘤转移可能性的

因素如淋巴管或血管的浸润,还不能通过早癌内镜下的征象来判断。另外,还必须排除经靶向活检诊断的未分化癌 G3(占结直肠癌比例<3%)。3 个因素可提示早期结直肠癌浸润至黏膜下深层(≥sm2):

- 病灶和周围黏膜皱襞僵硬、固定。
- PP 和 CP 明显不规则或无结构。
- 黏膜下注射病灶抬举不良或无抬举。

隆起型早期结肠癌出现短粗的蒂(蒂肿胀),

或息肉样瘤变的顶部有小结节,组织脆且表面色泽改变或出现溃疡, 内镜对结肠注气/吸气时隆起型瘤变僵硬固定 (图 4.2b, 图 10.12 和图 10.13e-f),表面有不规则、稀疏的血管结构 CP ⅢB 型和 PP V_N 型等情况,是由癌灶的假腺管结构破坏、黏膜下层累及引起的,应高度怀疑有 sm2-3 浸润。典型图片可见图 10.13e,f 和图 10.14f。

注意

隆起型 (0-Ip,0-Is) 和平坦隆起型 (0-Ⅱa) 早期癌黏膜下深层浸润可能具有以下特征 [1,6,13,24-27]:

● 内镜大体特征
- 息肉上有小结节 ("佛头样"息肉)。
- 表面色泽改变 (伴形态不规则)、易出血。
- 短粗的蒂部或皱襞不规则。

- 中央凹陷或出现溃疡,且 PP V_N 型。

● PP 典型改变 (Vi 型-重度, V_N 型), 以及 CP(ⅢB 型)

● 黏膜下注射病灶无抬举 (图 10.12a-c,图 10.15)

当内镜对结肠注气、吸气时,病变形态的改变可提示平坦型早期结直肠癌的浸润深度:

● 0-Ⅱ型早期癌的病变形态可随内镜注气、吸气发生改变,提示病变浸润至黏膜层或黏膜下浅层(sm1)(图 10.13a-c)。

内镜对结肠注气、吸气时病变僵硬固定,黏膜皱襞肿胀、集中、融合(图 10.13d,e),提示浸润深度超过 sm2。

注意

平坦型早期癌浸润深度超过 sm2 的特征 (准确度>90%):

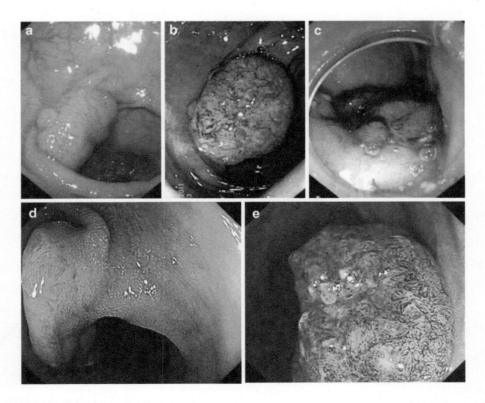

图 10.12　(a,b)结节型瘤变 0-Is 型伴有远侧病灶假凹陷(0-Is+c),组织脆,CP ⅢB 型。(c)降结肠病灶黏膜下注射(3×3 mL)完全无抬举。腹腔镜切除标本提示管状绒毛状腺瘤,伴有局部腺癌 G2,sm3。(d,e)乙状结肠息肉样病变 0-Ip 型(蒂部短粗,见左图),CP ⅢB 型(PP Vi 型-重度,M-NBI,见右图)。组织病理:高分化腺癌(G2),sm2,淋巴管浸润(-)。

●内镜大体特征(图 10.13d,e 和图 10.14e,f)

－0-Ⅱc 凹陷型病变,部分隆起或呈结节样(图 10.14b)。

－稀疏不规则血管的 CP ⅢB 型和 PP Vi 型－重度或 V_N 型(图 10.2g,h)。

－不抬举征阳性(图 10.12c)。

分析 511 例整块切除的不同亚型 LSTs[10](图 10.16),局部黏膜下层浸润的癌灶有局部出血、肠壁僵硬、不规则或稀疏血管的 CP ⅢA/B 型,以及无结构的 PP V_N 型等特征。LST 结节混合型中的大结节 (>10mm),LST-GH 或 LST-GM 中的凹陷区域可能为黏膜内癌灶,甚至有黏膜下层浸润。LST-NG 常有多发的黏膜下层浸润的癌灶,而通过内镜很难判断,需整块切除病变。

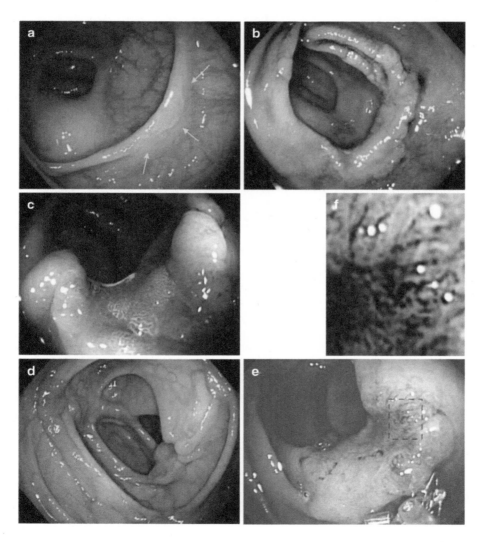

图 10.13　(a-c)升结肠 LST NGPD (0-Ⅱa + c),病变形态随内镜注气/吸气改变:(a)注气时有黏液附着,黄色箭头标记病灶边界,(b)靛胭脂染色,(c)吸气时黏液吸除。(d,e)横结肠 0-Ⅱc+Ⅱa 型瘤变,内镜注气/吸气时僵硬、固定、纠集,白光内镜 PP Vi 型和 MCP ⅢA 型,(f)NBI 放大 80 倍,CP ⅢB 型。结肠部分切除术标本:腺癌 G2 (分化型黏液样癌),pT1b(sm3),Ly0,V0,N0(0/9),黏膜下层纤维化。

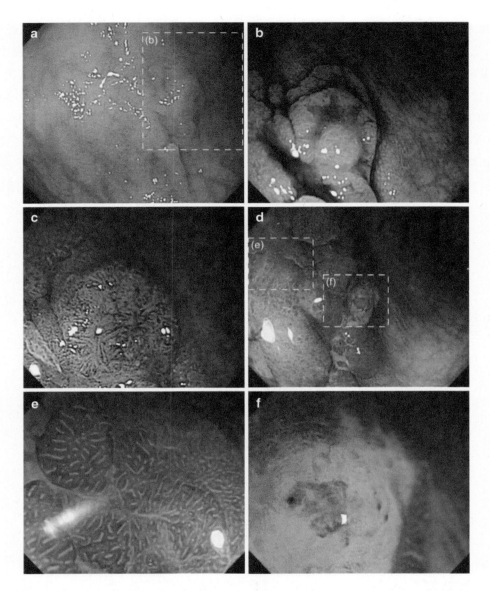

图 10.14　59 岁男性患者，乙状结肠早期 CRC 0–Ⅱa+Ⅱc 型（浸润深度>sm2）。(a)白光内镜下病灶。(b)靛胭脂染色，凹陷型病灶右侧边缘局部隆起。(c)隆起区域 NBI（中央 CP Ⅲ 型）。(d)结晶紫染色。(e)放大 80 倍的 (e) 区域，PP ⅢL 型。(f)放大 80 倍的 (f) 区域，极小区域为无结构的 PP V_N 型。运用 Dual 刀进行 ESD，病理提示腺癌 G1，psm1（990 μm），29mm×20mm，Ly0，V0，R0。

注意

预测早癌黏膜下深层浸润的特征：

● 侧向发育型肿瘤(LST，图 10.16)

－LST–G(M)的大结节>10 mm，且 PP V_N 型。

－LST–G 全部为大结节。

－LST–G 直径>30 mm，且 PP Vi 型或 V_N 型。

－LST–G 伴有凹陷区域，即 0–Ⅱc+Ⅱa 型，且 PP V_N 型。

－LST–NG(PD)直径>20 mm，且 PP V_N 型。

－LST–NG 伴有隆起或溃疡。

● 黏膜下注射后，上述病灶无抬举

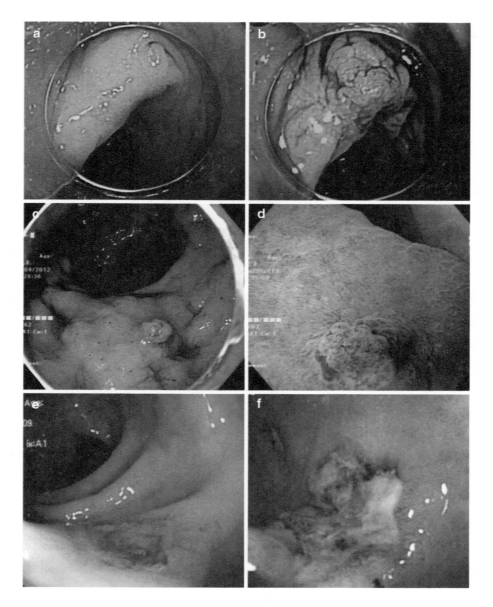

图 10.15　(a,b)横结肠早期癌 0-Ⅱa+Ⅱc 型，伴有皱襞集中、融合。腹腔镜结肠部分切除：腺癌 G2，pTis(M)，N0(0/20)，Ly0，V0，R0。(c,d)LST-NG(0-Ⅱb 型，CPⅡ型，PP Ⅲs 型)，伴有息肉样隆起(0-Isp 型，CP ⅢA 型，PP Vi 型)。ESD 病理提示：腺癌 G2，pTis(M)和管状腺瘤伴有 LGIN 和 HGIN。(e,f)横结肠 0-Ⅲ型病变，18mm(CP ⅢB 型，PP V_N 型)，进展型腺癌 G2，pT2。

10.7　内镜鉴别增生性病变和锯齿状病变的尝试

综合运用(图 10.17)放大 NBI 判断血管形态(CP Ⅰ型和Ⅱ型)和判断隐窝形态 PP Ⅱ-O 型(图 10.18)、结晶紫染色放大内镜判断混合型腺

瘤相关 PP 分型可尝试将息肉样锯齿状腺瘤(TSA，黏膜发红)(图 10.19a,b)，混合型锯齿状腺瘤 (MSA)(图 10.19c-f)与无蒂锯齿状腺瘤(SSA，黏膜发白，PP Ⅱ-O 型)(图 10.20c,d)、增生性息肉(HP)(图 10.4 和图 10.22a,b)进行区分鉴别。但这还没有经前瞻性研究所证实。局灶性的锯齿状腺癌(SAC)可通过观察局部不规则或

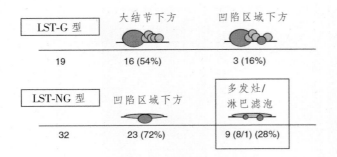

图 10.16 不同亚型 LST 黏膜下层浸润的癌灶的好发区域(红色结节)(黄色,标示可能无浸润的区域)(摘自 Uraoka 等[10],经 John Wiley & Sons 公司许可使用)。

无结构的隐窝形态(PP Vi 或 V_N 型)和不规则的 CP ⅢA/ⅢB 型判断。

锯齿状腺瘤(SA)由错构瘤样"增生性"组织伴有腺瘤上皮和杯状细胞组成,是发生黏液样腺癌(锯齿状腺癌,SAC)的前兆。SA 可表现为以下形态学特点。

息肉样(传统型)锯齿状腺瘤(TSA)因含有 PP Ⅲ 型或Ⅳ型的腺瘤结构而使黏膜表面发红(图 10.19a,b)。TSA 不同区域可有星形 PP Ⅱ 型(非肿瘤性)、肿瘤性 PP Ⅱ-O 型和 PP Ⅳ 型等多种隐窝形态(图 10.18,上),有些 SA 可出现与常见 SA 明显不同的松果体状 PP Ⅳ SA 型[28-30](图 10.19a,e,f)。

无蒂锯齿状腺瘤(SSA)(图 10.20e,f),伴或

不伴有异型性,0-Ⅱa 型比 0-Is 型更常见,主要好发于右半结肠,致癌性强且恶变快[20,28-31]。SSA 表面常覆有黏液。表面有黏性强的黏液,需反复冲洗才能去除的黏膜,病理常证实是平坦型锯齿状腺瘤,甚至锯齿状腺癌;而正常黏膜表面的黏液较容易被冲洗去除。组织病理上,该腺瘤的杯状细胞和黏蛋白常位于扩张的锯齿状隐窝内(图 10.19b),这即是隐窝形态改变的组织结构基础。与星形的 PP Ⅱ 型的隐窝形态相比,其 PP 常表现为隐窝开口明显更大,更圆,且有锯齿状边缘(图 10.18,下),称为 PP Ⅱ-O 型(图 10.20d,f),有时还可伴有腺瘤样 PP Ⅳ 型或 Ⅳ SA 型(图 10.19e,f)[20,29]。混合型锯齿状腺瘤(MSA)可同时含有平坦型增生性的结构(星形 PP Ⅱ 型)和锯齿状腺瘤样的结构(PP Ⅱ-O 型,Ⅲ 型和Ⅳ型)[30](图 10.19c-f)。

锯齿状息肉病综合征(SPS),以前称为增生性息肉病综合征(HPS),全结肠分布有多发锯齿状息肉[常为 SSA 和(或)HP]。这个少见的综合征伴有多发 SSA,HP,传统的腺瘤,可增加结肠癌(锯齿状腺癌)的风险,应定期随访并切除所有增生性或锯齿状病变[19](图 10.21a-d)。而增生性息肉病可常见于直肠脱垂综合征(RPS),因远端直肠黏膜反复机械性慢性受压而引起(图 10.22c-e),可进行腹腔镜直肠固定术治疗。

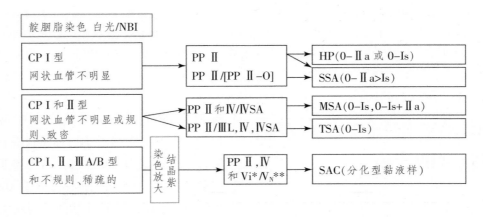

图 10.17 增生性/锯齿状病变的内镜诊断。依据 CP 和 PP 的差异鉴别增生性病变与锯齿状腺瘤。* 黏膜下浅层浸润<1000μm;** 黏膜下深层浸润≥1000μm。

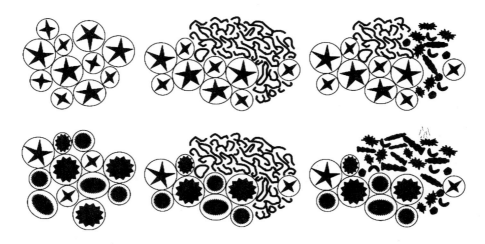

图 10.18 TSA 可显示为星形 PP Ⅱ 型（左上），还可合并有腺瘤相关的 PP Ⅲ 型（中上）或合并有分支状的 PP Ⅳ 型（右上）。SSA 可显示为卵圆形或星形的隐窝开口扩大的 PP Ⅱ-O 型（左下），还可合并或进展为腺瘤相关的 PP Ⅳ 型（中下）或浸润癌相关的 PP Ⅴ 型（右下）。（修改自 Kimura 等[20]）

10.8 黏膜瘤变的内镜下切除

运用白光内镜、放大染色内镜（M-CE）和放大 NBI（M-NBI）技术判断病变大体形态、PP，以及 CP 对诊断黏膜下深层浸润癌的准确性（图 10.23）优于环扫型 EUS（见第 5 章）。内镜判断病变与正常黏膜之间的边界较容易，而判断黏膜下层的浸润深度较困难，但这却是决定治疗方案的关键。

所有结肠息肉（0-I 型），包括微小型息肉都是内镜治疗的适应证。息肉 <5mm 恶变风险极小，可用活检钳或冷圈套器完全切除[1,2]。5mm 以下的增生性息肉，特别是位于直肠的多发增生性息肉（阳性预测值约 80%），一般没有必要切除[1]。

注意

所有乙状结肠近端的增生性病变，直肠乙状结肠 >5mm 的增生性病变，以及所有锯齿状病变应完全切除[31]。

息肉圈套切除术（未进行息肉黏膜下注射）对于有蒂/亚蒂或无蒂的息肉（腺瘤+/-局灶腺癌）是最优的切除技术。内镜吸引形成假息肉再圈套的技术对于直径 <10mm 的平坦型黏膜瘤变（0-Ⅱa 和 0-Ⅱb 型）可以快速、有效的完整切除。病变吸入结肠镜的吸引孔道后，维持内镜吸引 5 秒并同时慢慢地退回内镜 2~5cm。吸引释放后形成假息肉的平坦型病变应立即圈套切除[32]。

内镜下黏膜切除术（EMR）可整块完整的，且切缘干净的切除稍大的无蒂或平坦型黏膜瘤变（直径 10~20mm）。

EMR 适应证[33,34]：

- 平坦型腺瘤 [0-Ⅱa/Ⅱb；PPⅢL，Ⅳ，（Ⅲs）]，直径 ≤20mm。

- 凹陷型瘤变（0-Ⅱc；PP Ⅲs 型，黏膜下注射后可抬举），直径 ≤15mm。

- 侧向发育型肿瘤颗粒均一型（LST-GH），无黏膜下浸润的征象（分片 EPMR）。

大块 EMR 的局限性[33,35-37]：

- 直径大于 2cm 的病变不能整块切除。

- 慢性炎症性疾病黏膜下层纤维化等。

- 圈套技术本身的局限性（如黏膜皱褶、结肠成角、较小的直肠类癌等）。

- HGIN 或黏膜内癌分片 EMR 后，较高比例（达 30%）的局部复发率。

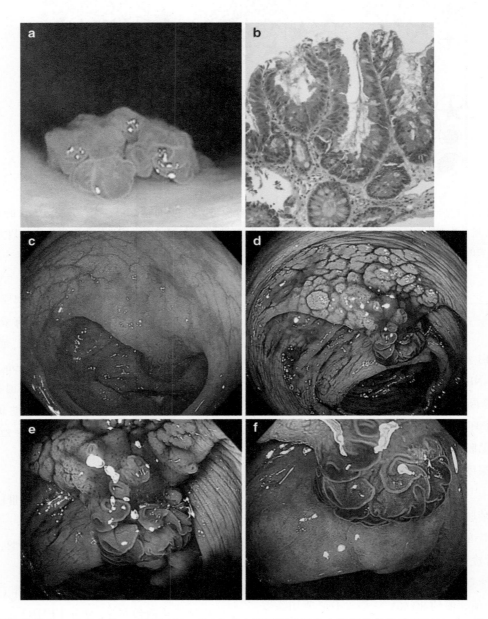

图 10.19　锯齿状腺瘤(a,b 息肉样,c-f 混合型)。(a)白光内镜下降结肠息肉样锯齿状腺瘤(TSA)0-Isp 型,PP ⅣVSA 型(松果体状)(摘自参考文献[29],*Endoscopy*,经 Thiemes 公司许可使用)。(b)SA,HE 染色:锯齿状隐窝伴杯状细胞、黏液细胞和腺管细胞异型性。(c,d)升结肠 LST-G 混合结节型,黏膜色泽改变,(c)白光内镜,(d)靛胭脂染色。(e)PP ⅣVSA 型(脑回状,病变右侧)和Ⅱ、Ⅱ-O 型(病变左侧),靛胭脂染色 M-CE 放大 80 倍。(f)CP Ⅱ型(不规则网状致密血管,病变右侧)和Ⅰ型(病变左侧),M-NBI 放大 80 倍。(c-f)组织病理:混合型锯齿状腺瘤(传统型锯齿状腺瘤和无蒂锯齿状腺瘤/息肉)。

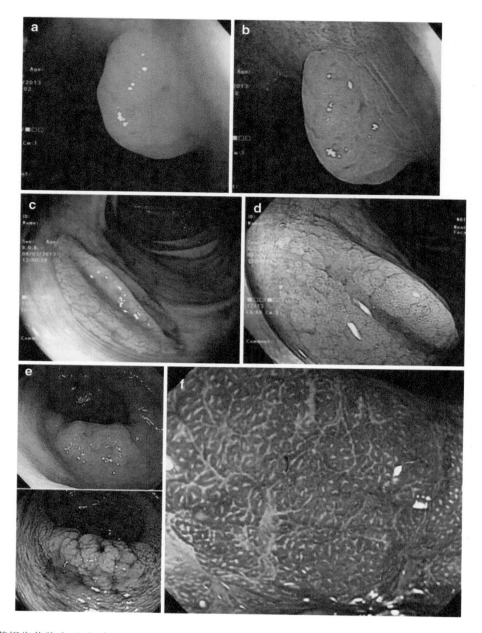

图 10.20　无蒂锯齿状腺瘤 (组织病理证实)。(a,b)白光内镜和 NBI 显示升结肠 0-Is 型黏膜发白的病变,直径 15mm,
PP Ⅱ型,CP Ⅰ型。(c,d)白光内镜和 NBI 下靛胭脂染色显示横结肠 LST-NG(0-Ⅱa 型),黏膜发白,PP Ⅱ型和Ⅱ-O 型。
(e)白光内镜和靛胭脂染色(左下图)显示升结肠 LST-G(0-Ⅱa 型),黏膜发白。(f)结晶紫染色放大内镜(放大 80 倍),PP
Ⅱ型。

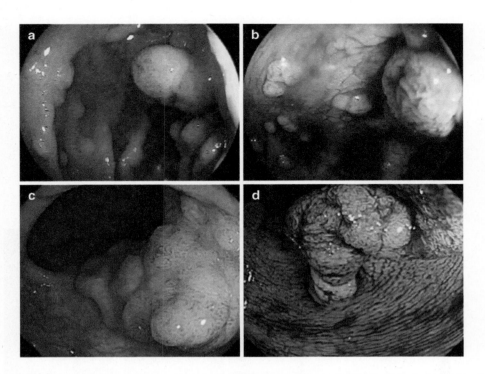

图 10.21　(a–d)锯齿状息肉病综合征(SPS),升结肠多发锯齿状腺瘤和 20mm 传统型锯齿状腺瘤(外形松果体样),且伴有结直肠>30 个增生性/锯齿状息肉。(a,b)白光内镜和靛胭脂染色显示 SP 患者中的 TSA 和 SSA。(c,d)白光内镜和靛胭脂染色显示 SP 患者中的锯齿状腺癌(SAC)(摘自 Miwata 等[15],经 John Wiley & Sons 出版公司许可使用)。

10.8.1　分片 EMR

EMR 具有局限性,比如对于直径大于 20mm 的平坦型病变需要分片切除、位于齿状线或回盲瓣病灶的切除,以及不抬举征阳性病灶的切除等。分片切除可导致评价组织病理的准确性下降,并可增加局部复发的可能性。

LST-G 采用分片 EMR 切除时,具有黏膜下浸润癌风险的区域(LST-G 病灶中大结节、凹陷处)应先完整切除,再将剩余的病灶分片圈套切除[10,34]。而我们更应优先选择 ESD 整块切除(R0)疑似局部恶变的 LST-G 病灶。

EMR 的并发症有[33,35,36]:

● 穿孔(4%~5%,好发于黏膜皱褶,结肠成角等影响圈套技术的情况)。

● 息肉切除术后电凝综合征(0.5%~1.2%),合并迟发性肠穿孔和严重腹膜炎的风险高。

● EMR 部位复发或延迟出血(约 5%)。

注意

腺瘤或黏膜内癌/黏膜下微小浸润癌(G1 或 G2,Ly0)在整块病灶完整切除且切缘干净(R0)时一般不会出现局部复发。若无淋巴管、血管浸润(Ly0,V0),且黏膜下浸润深度<1000μm 时,也几乎不会出现淋巴结的转移[38,39]。相反,分片圈套切除这类病变将会有较高的复发风险(达 30%)[40]。

内镜下黏膜剥离术(ESD)在结肠的操作难度要高于胃或食管,但即使在结肠也是常规标准的治疗技术[41]。许多内镜中心已经报道了 ESD 很好的疗效[41-44],但是,决定进行结肠 ESD 时仍应慎重权衡风险与获益,而不应该在低风险黏膜瘤变的病灶中过度使用 ESD[34]。

ESD 适应证(初步标准)[10,34,38,41,45,46]:

优先考虑外科手术治疗的适应证:

● 腺癌有黏膜下深层浸润的征象[34,45]。

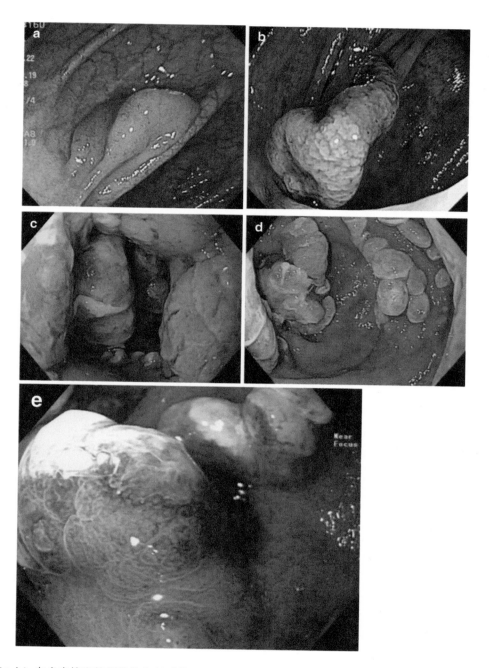

图 10.22　(a,b) 白光内镜和靛胭脂染色显示增生性息肉 0-Ip 型，黏膜发白，PP Ⅱ 型(星形)。(c-e) 增生性息肉病 (HPS)伴有直肠脱垂综合征。(c,d)白光内镜显示增生性息肉表面有黏液和纤维蛋白形成的假膜。(e)PP Ⅰ 型和 Ⅱ 型， CP Ⅰ 型(网状)，NBI 放大 60 倍。

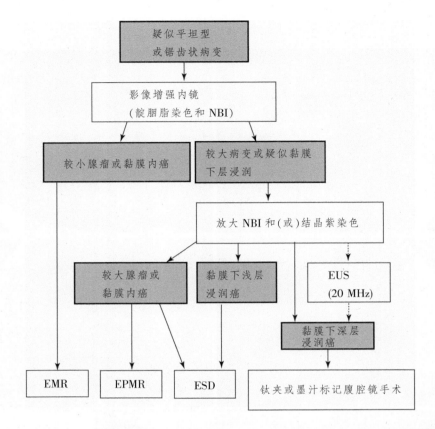

图 10.23 经结肠镜筛查发现的疑似平坦型或锯齿状病变推荐进行内镜诊疗的流程。内镜下圈套黏膜切除术(EMR)可整块完整切除较小的黏膜内瘤变,或者分片切除(EPMR)较大的非浸润性腺瘤(–/+HGIN)。NBI 放大至少 50 倍观察有利于判断病变的性质。我们推荐使用结晶紫染色来评价黏膜下层浸润相关的隐窝形态(PP V 型)。高分辨率 EUS(Hr-EUS, 20 MHz)有助于病变性质的判断,但结果尚不肯定。

任何直径>20mm 的黏膜瘤变,病灶黏膜需整块切除:

LST-NG

LST-G(绒毛状腺瘤+/–HGIN)且直径> 30 mm[a]

黏膜内 HGIN 或腺癌 G1 或 G2,无黏膜下深层浸润的征象(仅浸润黏膜下浅层,深度<1000 μm)

凹陷型病变(0–Ⅱc 型)

0–Is/Isp 或 0–Ⅱ型病灶,且 PP Vi 型

病灶有影响 EMR 圈套切除技术的因素,如瘢痕,病灶位于结肠袋皱褶上或结肠成角

继发于慢性溃疡结肠炎的散发、局部的肿瘤

结直肠类癌且直径<20 mm(当直径<10 mm 时 EMR)[b]

a. LST-GM 也可分片切除,大结节应先切除[10]。

b.高分辨率 EUS 提示病变未起源于固有肌层的某些 SMT 也可进行 ESD 切除[45]。

10.9　病例:腺瘤,异型增生和早期结直肠癌

病例 1:0-Is+0-Ⅱc 型小病变,位于乙状结肠

　　0-Ⅱc 型小病变伴有中央隆起(0-Is 型),直径 8mm,位于乙状结肠袋皱褶上。放大内镜(放大 80 倍)结晶紫染色显示不规则隐窝形态的 PP Ⅵ 型-重度,高分辨率 EUS (20MHz)显示黏膜下层 4mm 破坏。上述结果支持黏膜下深层浸润癌的诊断,进一步在病变处黏膜下注射完全不抬举征也可证实。患者根治性腹腔镜切除术后病理示:管状腺癌(tub2),pT1bsm(2000 μm),Ly1,V0,pPM0,pDM0,pRM0,和 0-Is+Ⅱc 型(图 10.24)。

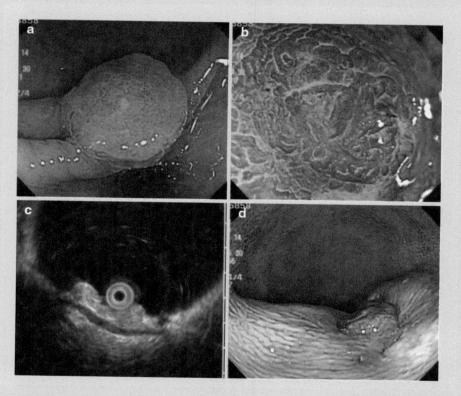

图 10.24　(a-d)0-Is+0-Ⅱc 型病变位于乙状结肠袋皱褶上。(a)白光内镜。(b)结晶紫染色放大内镜(放大 80 倍),PP Ⅵ 型-重度。(c)环扫型高分辨率 EUS,黏膜下层 4mm 破坏。(d)黏膜下注射 3×2 mL 液体,不抬举征阳性。手术病理:高分化腺癌,pT1b,浸润至黏膜下深层(2,000 μm),Ly1,V0

注意

　　黏膜下层浸润的 4 个征象(大体形态/PP/EUS/不抬举征)提高了诊断准确性。

病例 2：LST-NG，位于乙状结肠

结肠镜筛查见典型的 LST-NG 1 例，直径 4cm，中央轻度假凹陷，位于乙状结肠，病变范围超过 1 个结肠袋皱褶（图 10.25）。IEE 提示黏膜内癌，运用 Flex 刀进行 ESD 整块切除病变。

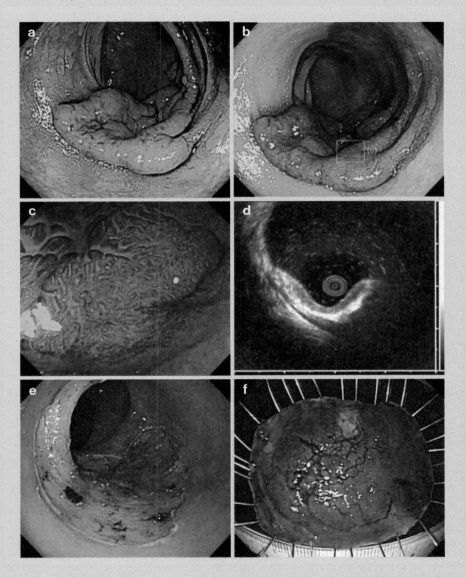

图 10.25　(a-f)LST-NGPD(直径 4cm)位于乙状结肠。(a)靛胭脂染色。(b)结晶紫染色。(c)M-CE(放大 80 倍)结晶紫染色：PP Ⅵ型-轻度。(d)环扫型高分辨率 EUS 显示黏膜下层未破坏(白色回声带)。(e)切除后创面。(f)ESD 标本(靛胭脂染色)。组织病理：腺癌，pT1b sml(990 μm)，tub1，Ly0，V0，HM0，VM0

注意

如无黏膜下深层浸润的征象，ESD 可根治性切除 LST-NGPD。

病例 3：0-Ⅱa+c 型小病变，位于乙状结肠

77 岁女性患者，结肠镜筛查发现 0-Ⅱa+c 型小病变（直径 1cm），PPⅢs 型（图 10.26a），位于直肠乙状结肠弯曲部的内侧。简化 ESD 剥离病灶边缘后，圈套整块切除病变，创面或标本都无热凝损伤，病理提示管状腺瘤伴 HGIN，R0 切除。

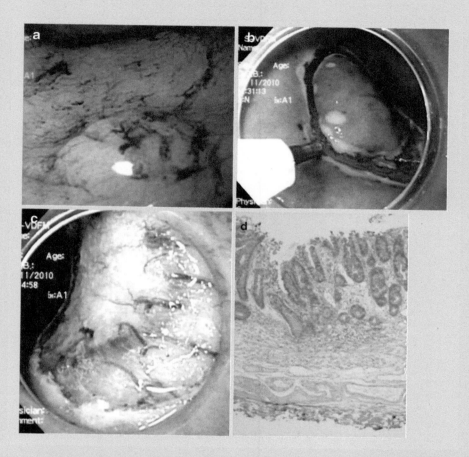

图 10.26　(a)M-CE(放大 20 倍)靛胭脂染色见 0-Ⅱa+c 型小病变，PP Ⅲs 型。(b)简化 ESD，剥离边缘后圈套切除。(c)裸露的创面。(d)标本病理切片提示管状腺瘤伴局部 HGIN，标本底部边缘无热凝损伤。

注意

简化 ESD(低能量圈套器切除病变处黏膜下层连接的组织)的优势：

- 缩短操作时间(在学习曲线内)。
- ESD 标本质量高，无热凝损伤影响病理诊断。

病例 4:LST-G 全结节型(0-Is+Isp 型),位于乙状结肠

息肉样隆起型病变,LST-GN 全结节型,位于乙状结肠,提示有黏膜下深层浸润的征象(图 10.27),是圈套切除术的禁忌证。

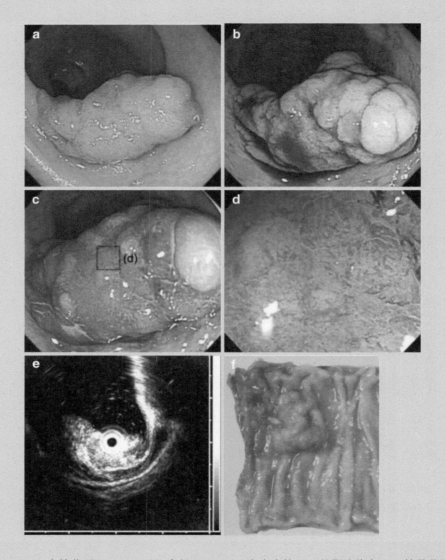

图 10.27　LST-G 全结节型(0-Is+Isp型),直径 20mm。(a)白光内镜。(b)靛胭脂染色。(c)结晶紫染色。(d)局部放大观察示:PP Ⅵ 型-重度。(e)高分辨率 EUS(20 MHz)示病变底部的黏膜下层破坏。(f)腹腔镜切除标本的病理示:腺癌 G1,pT1b sm2,Ly1,V1,pN0。

注意

● 对瘤变息肉进行精准的内镜诊断可以防止对黏膜下深层浸润癌(0-Is/p 型)行圈套切除术(R2 切除)。

病例 5：LST-G 混合结节型的大病变，位于直肠且累及肛管

40 多岁女性患者，诊断直肠 LST-G 混合结节型(0–Ⅱa+Is 型)，由均一颗粒状结构和 1 处三角形无蒂结节(4cm×3cm，隆起 1cm)构成。靛胭脂染色显示 PP ⅢL 型和Ⅳ型(图 10.28a–d)，部分无蒂的区域 PP Ⅲs 型，但无溃疡形成、组织脆、或其他黏膜下深层浸润的征象。外科手术切除整个直肠壁会影响肛门的排便功能。因而，患者愿意行诊断性 ESD 整块切除病灶。在未翻转内镜下，先环状剥离肛缘和肛管处的病灶，再在翻转内镜下，逐步边切开部分病灶边缘，边剥离黏膜下层，直至整块切除病灶，且保证切缘和黏膜下血管丛切除干净。

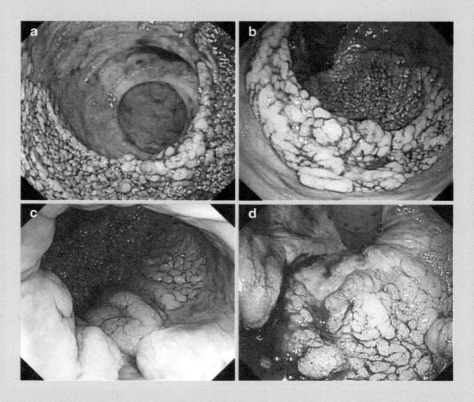

图 10.28　(a–d)LST-G 混合结节型(0–Ⅱa+Is 型)，病灶大，从鳞状柱状上皮接合处(齿状线)向上延伸 9cm(c,d；周径 70%)，累及直肠后壁整个 Houston 瓣(a,b)(白光内镜，靛胭脂染色)。(待续)

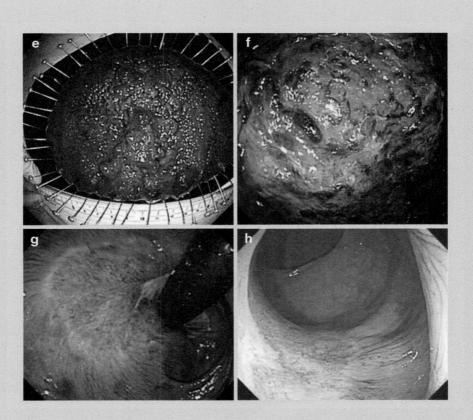

图 10.28(续)　(e)Dual 刀切除的标本,切缘干净。(f)标本的黏膜下层,显示完整的黏膜下血管层(sm1-2)。组织病理:绒毛管状腺瘤,局部分化型腺癌(累及黏膜层),130mm×103mm,Ly0,V0,pLM0,pVM0;根治性切除 R0。(g,h)ESD 后 6 个月随访,直肠镜显示再生黏膜和瘢痕,且肛管无狭窄。

注意

　　ESD 整块切除直肠肛门处进展期腺瘤或黏膜内癌可达到根治性切除的疗效,而且能保留肛管的生理功能。

病例 6：LST-G 全结节型（0-Is 型）较大的病变，位于盲肠

因粪隐血试验阳性，进行全结肠镜检查，发现一处 0-Is 型病变，整个表面呈结节状，大小 5cm×3cm，位于盲肠末端结肠袋皱襞的侧面。内镜精查后，行 ESD 诊断性治疗，判断能否达到根治性切除的目的（图 10.29）。

建议可行腹腔镜结肠部分切除伴淋巴结清扫术。

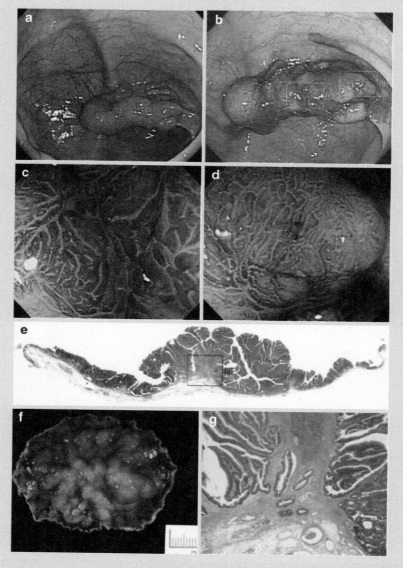

图 10.29 　(a)0-Is 型病变，表面呈结节状，大小 5cm×3cm，位于盲肠末端结肠袋皱襞的侧面。(b)结晶紫染色显示 PP ⅢL 和Ⅳ型，小部分凹陷的病灶 M-CE（放大 80 倍）显示 PP Ⅴ型（c,d 显示的区域）。(c)PP Ⅵ型-轻度。(d)PP Ⅵ型-重度。(f)诊断性 ESD 整块切除的标本切缘干净。(e)标本连续切片的病理显示水平和垂直切缘均为阴性。(g)组织病理：腺癌，tub1，病灶大小 50mm×35mm（标本 55mm×40mm），sm1(500μm)，Ly0，V1。

注解

高质量的 ESD 标本可提高精确的组织病理分期，以指导临床治疗决策。

病例 7：LST-NG（直径约 5cm），位于横结肠

　　76 岁男性患者，接受抗凝治疗，因慢性贫血检查结肠镜。发现横结肠一处黏膜不规则，并进行内镜精查（图 10.30a—j）。

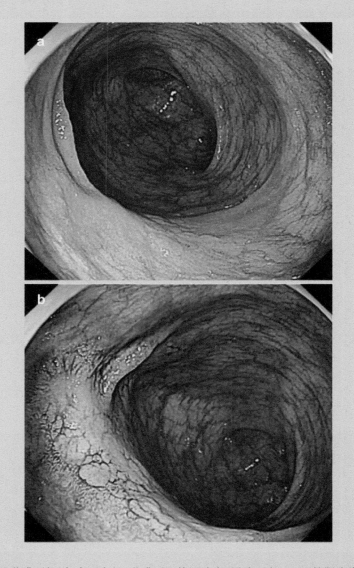

图 10.30　(a)结肠黏膜不规则，表面发红，黏膜下血管网消失(图片下方)。(b)靛胭脂染色显示 0-Ⅱb 平坦型病变，再使用放大内镜(放大 80 倍)观察。(待续)

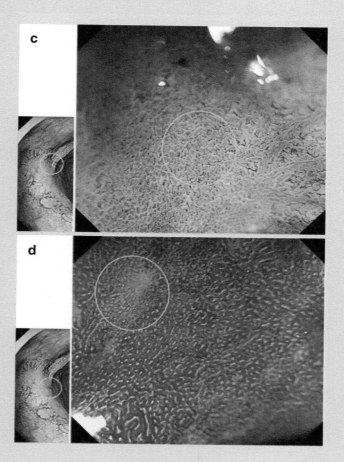

图 10.30(续)　(c)NBI 示 CP ⅢA 型。(d)结晶紫染色示 PP Vi 型-轻度(小圆形标记的区域内)。(待续)

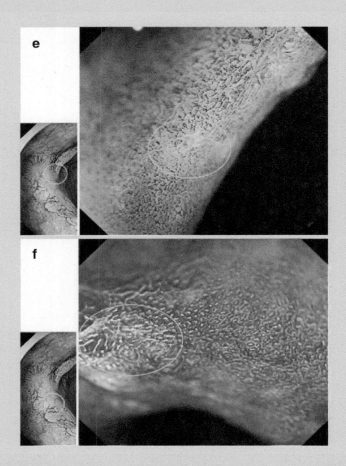

图 10.30（续）　(e)NBI 显示 CP ⅢB 型, (f)结晶紫染色示 PP Vi 型-重度。内镜诊断:LST-NG,分化型腺癌,疑似黏膜下层浸润,病灶约5cm。建议进行诊断性 ESD。（待续）

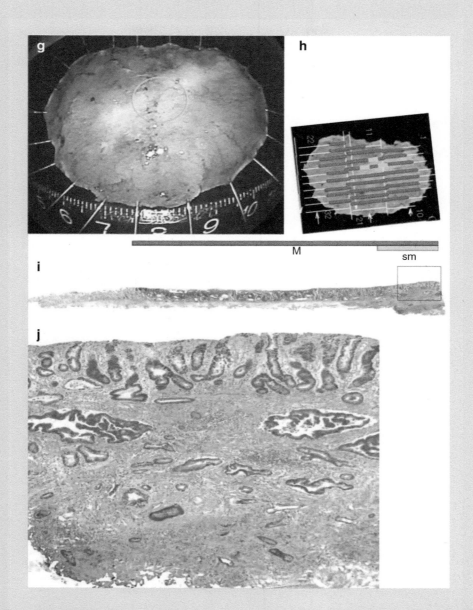

图 10.30(续)　(g)切缘干净的标本,固定并标记疑似恶变的区域。(h)标本病理切片显示黏膜内癌(红色标记)和黏膜下浸润癌(黄色标记)的区域。(i)病理切片(HE 染色)显示黏膜下层浸润深度最大的区域(j)。(j)HE 染色放大 100 倍观察。组织病理：腺癌,tub1＞tub2,48mm×37mm,psm＞3000μm,Ly0,V0,HM0,VM1,建议再行结肠部分切除术伴淋巴结清扫术。

注意

- ESD 标本可提高准确的组织病理信息,特别是重点疑似的区域。
- 病理诊断可改变临床治疗的策略。

病例8：LST-G(直径约5cm)，位于直肠

48岁女性患者，因粪隐血试验阳性，进行全结肠镜检查。发现直肠一处大病变(直径约5cm)(图10.31)。

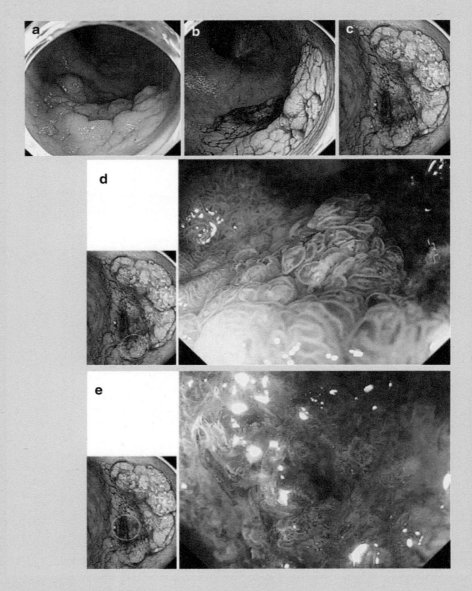

图10.31　(a)白光内镜显示直肠LST-G(0-Ⅱa+c型)，直径约5cm。(b,c)靛胭脂染色。放大NBI(放大80倍)显示(d)CPⅡ型(0-Ⅱa型的区域边缘，左图)。(e)CPⅢA型(0-Ⅱc型的区域，左图)。(待续)

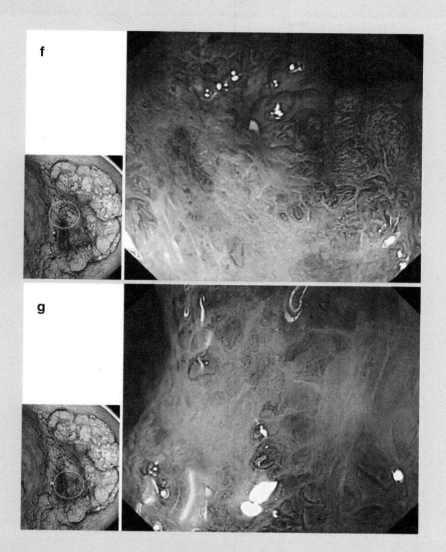

图 10.31(续) 结晶紫染色(病灶表面有少量黏液)显示(f)0-Ⅱa 型的区域 PP ⅢL 型,(g)0-Ⅱc 型的区域 PP V_N 型。内镜诊断:LST-G,黏膜下深层浸润癌,直径 5cm。尝试进行诊断性 ESD。(待续)

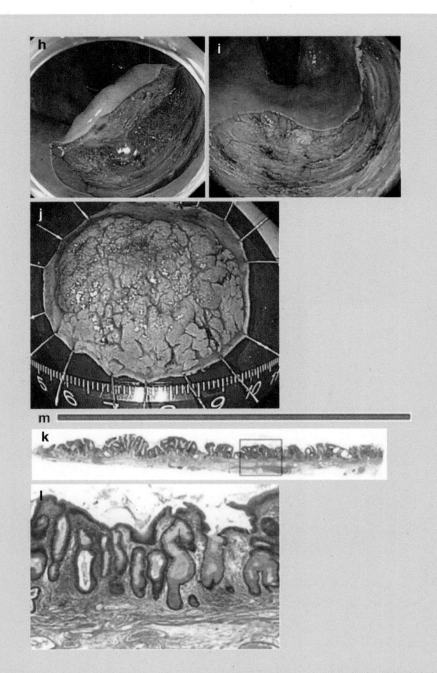

图 10.31(续) (h)ESD 时,黏膜下层抬举正常。(i)ESD 切除后的创面。(j)ESD 标本(靛胭脂染色):清除表面黏液后,见病灶表面结构轻度不规则。组织病理:(k)管状绒毛状腺瘤,无黏膜下浸润(HE 染色),(l)局部重度异型增生(HE 染色,放大 100 倍)。

注意

- ESD 术前内镜诊断也可能出现偏差。

- 如果内镜诊断不确定,可考虑诊断性 ESD 提供准确的组织病理诊断,以指导是否应外科手术治疗。

(汪鹏 刘枫 译)

参考文献

1. O'Brien MJ, et al. The National Polyp Study. Patient and polyp characteristics associated with high-grade dysplasia in colorectal adenomas. Gastroenterology. 1990;98:371–9.
2. Winawer SJ, et al. Colorectal cancer screening: clinical guidelines and rationale. Gastroenterology. 1997;112:594–642.
3. Participants of Paris Workshop. The Paris endoscopic classification of superficial neoplastic lesions: esophagus, stomach, and colon: November 30 to December 1, 2002. Gastrointest Endosc. 2003;58:S3–43.
4. George SM, et al. Classification of advanced colorectal carcinomas by tumor edge morphology: evidence for different pathogenesis and significance of polypoid and nonpolypoid tumors. Cancer. 2000;89:1901–9.
5. Kudo S, et al. Nonpolypoid neoplastic lesions of the colorectal mucosa. Gastrointest Endosc. 2008;68:S3–47.
6. Rembacken BJ, et al. Flat and depressed colonic neoplasms: a prospective study of 1000 colonoscopies in the UK. Lancet. 2000;355:1211–4.
7. Kaminski MF, et al. Quality indicators for colonoscopy and the risk of interval cancer. N Engl J Med. 2010;362:1795–803.
8. Rex DK, et al. Quality indicators for colonoscopy. Am J Gastroenterol. 2006;101:873–85.
9. Niimi K, et al. Long-term outcomes of endoscopic submucosal dissection for colorectal epithelial neoplasms. Endoscopy. 2010;42:723–9.
10. Uraoka T, et al. Endoscopic indications for endoscopic mucosal resection of laterally spreading tumours in the colorectum. Gut. 2006;55:1592–7.
11. Tanaka S, et al. Aim to unify the narrow band imaging (NBI) magnifying classification for colorectal tumors: current status in Japan from a summary of the consensus symposium in the 79th Annual Meeting of the Japan Gastroenterological Endoscopy Society. Dig Endosc. 2011;23 Suppl 1:131–9.
12. Hewett DG, et al. Validation of a simple classification system for endoscopic diagnosis of small colorectal polyps using narrow-band imaging. Gastroenterology. 2012;143:599–607 e1.
13. Kanao H, et al. Narrow-band imaging magnification predicts the histology and invasion depth of colorectal tumors. Gastrointest Endosc. 2009;69:631–6.
14. Yao K, et al. Magnifying endoscopy for diagnosing and delineating early gastric cancer. Endoscopy. 2009;41:462–7.
15. Miwata T, et al. Clinicopathologic features of hyperplastic/serrated polyposis syndrome in Japan. J Gastroenterol Hepatol. 2013;28:1693–8.
16. Wada Y, et al. Diagnostic accuracy of pit pattern and vascular pattern analyses in colorectal lesions. Dig Endosc. 2010;22:192–9.
17. Sano Y, et al. Magnifying Observation of Microvascular Architecture of Colorectal Lesions using a Narrow-Band Imaging System. Dig Endosc. 2006;18:s44–51.
18. Matsuda T, et al. Our perspective on endoscopic resection for colorectal neoplasms. Gastroenterol Clin Biol. 2010;34:367–70.
19. Boparai KS, et al. Increased polyp detection using narrow band imaging compared with high resolution endoscopy in patients with hyperplastic polyposis syndrome. Endoscopy. 2011;43:676–82.
20. Kimura T, et al. A Novel Pit Pattern Identifies the Precursor of Colorectal Cancer Derived From Sessile Serrated Adenoma. Am J Gastroenterol. 2012;107:460–9.
21. Rondagh EJ, et al. Nonpolypoid colorectal neoplasms: a challenge in endoscopic surveillance of patients with Lynch syndrome. Endoscopy. 2013;45:257–64.
22. de Jong AE, et al. Decrease in mortality in Lynch syndrome families because of surveillance. Gastroenterology. 2006;130:665–71.
23. Vasen HF, et al. New clinical criteria for hereditary nonpolyposis colorectal cancer (HNPCC, Lynch syndrome) proposed by the International Collaborative group on HNPCC. Gastroenterology. 1999;116:1453–6.
24. Bianco MA, et al. Predictive value of magnification chromoendoscopy for diagnosing invasive neoplasia in nonpolypoid colorectal lesions and stratifying patients for endoscopic resection or surgery. Endoscopy. 2006;38:470–6.
25. Hirata M, et al. Evaluation of microvessels in colorectal tumors by narrow band imaging magnification. Gastrointest Endosc. 2007;66:945–52.
26. Kato H, et al. Lifting of lesions during endoscopic mucosal resection (EMR) of early colorectal cancer: implications for the assessment of resectability. Endoscopy. 2001;33:568–73.
27. Wada Y, et al. Diagnosis of colorectal lesions with the magnifying narrow-band imaging system. Gastrointest Endosc. 2009;70:522–31.

28. Jass JR. Classification of colorectal cancer based on correlation of clinical, morphological and molecular features. Histopathology. 2007;50:113–30.
29. Morita T, et al. Evaluation of endoscopic and histopathological features of serrated adenoma of the colon. Endoscopy. 2001;33:761–5.
30. Yano Y, et al. Clinicopathological and molecular features of colorectal serrated neoplasias with different mucosal crypt patterns. Am J Gastroenterol. 2011;106:1351–8.
31. Rex DK, et al. Serrated lesions of the colorectum: review and recommendations from an expert panel. Am J Gastroenterol. 2012;107:1315–29; quiz 1314, 1330.
32. Pattullo V, et al. The suction pseudopolyp technique: a novel method for the removal of small flat nonpolypoid lesions of the colon and rectum. Endoscopy. 2009;41:1032–7.
33. Soetikno RM, et al. Endoscopic mucosal resection. Gastrointest Endosc. 2003;57:567–79.
34. Tanaka S, et al. Warning for unprincipled colorectal endoscopic submucosal dissection: Accurate diagnosis and reasonable treatment strategy. Dig Endosc. 2013;25:107–16.
35. Cao Y, et al. Meta-analysis of endoscopic submucosal dissection versus endoscopic mucosal resection for tumors of the gastrointestinal tract. Endoscopy. 2009;41:751–7.
36. Iishi H, et al. Endoscopic piecemeal resection with submucosal saline injection of large sessile colorectal polyps. Gastrointest Endosc. 2000;51:697–700.
37. Saito Y, et al. Clinical outcome of endoscopic submucosal dissection versus endoscopic mucosal resection of large colorectal tumors as determined by curative resection. Surg Endosc. 2010;24:343–52.
38. Kitajima K, et al. Correlations between lymph node metastasis and depth of submucosal invasion in submucosal invasive colorectal carcinoma: a Japanese collaborative study. J Gastroenterol. 2004;39:534–43.
39. Ueno H, et al. Risk factors for an adverse outcome in early invasive colorectal carcinoma. Gastroenterology. 2004;127:385–94.
40. Hochdorffer R, et al. Endoscopic resection of "giant" colorectal lesions: long-term outcome and safety. Z Gastroenterol. 2010;48:741–7.
41. Yahagi N, et al. Endoscopic Submucosal Dissection for the Reliable en bloc Resection of Colorectal Mucosal Tumors. Dig Endosc. 2004;16:s89–92.
42. Fujishiro M, et al. Outcomes of endoscopic submucosal dissection for colorectal epithelial neoplasms in 200 consecutive cases. Clin Gastroenterol Hepatol. 2007;5:678–83; quiz 645.
43. Saito Y, et al. Endoscopic treatment of large superficial colorectal tumors: a case series of 200 endoscopic submucosal dissections (with video). Gastrointest Endosc. 2007;66:966–73.
44. Tanaka S, et al. Endoscopic submucosal dissection for colorectal neoplasia: possibility of standardization. Gastrointest Endosc. 2007;66:100–7.
45. Fujishiro M. Perspective on the practical indications of endoscopic submucosal dissection of gastrointestinal neoplasms. World J Gastroenterol. 2008;14:4289–95.
46. Tanaka S, et al. Colorectal endoscopic submucosal dissection: present status and future perspective, including its differentiation from endoscopic mucosal resection. J Gastroenterol. 2008;43:641–51.

第 11 章

缓解期炎症性肠病:黏膜肿瘤

Ralf Kiesslich

11.1 前言

溃疡性结肠炎(ulcerative colitis,UC)患者从第一次发病后间隔10年、20年、30年的大肠癌累积发病风险分别是2%、9%、18%[1]。克罗恩病(Crohn's disease,CD)和结肠型克罗恩病大肠癌发病风险较普通人群分别高出2.5倍、5.6倍[2-3],而结肠型克罗恩病和UC大肠癌发病风险相同[4]。

虽然我们知道IBD增加了大肠癌的发病风险,并且加强结肠镜的监测,但是与IBD相关的大肠癌5年生存率并不比散发大肠癌的高。一项对28例CD相关的大肠癌和52例UC相关大肠癌进行回顾性研究后发现,两者五年生存率仅为46%、50%,CD中位癌变时间为15年,UC为18年。73%CD中结肠黏膜异型增生与大肠癌相关,而在UC中占79%[4]。因此,在结肠镜检查时要尽可能提高发现结肠黏膜瘤变的能力。目前,我们可以使用带放大功能的高清内镜、化学染色内镜(亚甲蓝、靛胭脂)、电子染色内镜(NBI)(参见第4章)。

11.2 IBD患者结肠瘤变升高的危险因素

病程长达8~10年的IBD患者大肠癌发病风险显著提高,所以此时需要进行结肠镜筛查,而对于病变仅累及左半结肠的UC患者结肠镜筛查可从病程15年开始[1,2,5,6]。最近一项回顾性研究显示,如果没有按上述时间进行结肠镜筛查,9%~15%的大肠癌可能提前发生[2,5,6,7]。

IBD发病的年龄越年轻,大肠癌发病风险就越大[8]。一级亲属或二级亲属患大肠癌的UC患者大肠癌发病风险增加2倍[9],同时伴随有原发性硬化性胆管炎(PSC)的IBD患者大肠癌发病风险增加4倍[9](表11.1)。故同时有IBD和PSC的患者应该在从确诊PSC时开始每年进行结肠镜筛查,甚至持续到肝移植以后[10]。

11.3 对IBD患者进行结肠镜监测结直肠癌

监测方案。使用普通白光大肠镜监测最好在疾病缓解期(Truelove活动指数≤2)进行[12],必要时可结合放大内镜、亚甲蓝或靛胭脂染色内镜进行靶向活检[4]。对有8年病程的UC患者推荐进行结肠镜筛查及进一步监测,建议对每个解剖部位的可疑区域进行靶向活检或者对所累及的结肠每隔10cm分别从四个象限进行活检。对于至少有30%结肠累及的结肠型CD的患者进行结肠镜监测时同样适合上述建议[4]。按照上述要求至少要取28~32块组织标本。应该记录UC和结肠型CD患者取活检的部位,标本是取自扁平黏膜、肿块性病灶还是可疑的息肉样病灶以及病灶是否移除。

表 11.1　IBD 患者进展为 CRC 的危险因素			
危险因素	绝对危险度	RR[a]	参考文献
患病时间	10 年：2%~3%	2.4	[1,5]
	20 年：8%	2.8	
	30 年：18%		
范围			
溃疡性全结肠炎		14.8	[3]
左半结肠炎		2.8	
溃疡性直肠炎		1.7	
合并 PSC[b]	10 年：9%	4.8	[10]
	20 年：31%		
	25 年：50%		[11]
一级亲属患 CRC			
>50		2.5	
<50		9.2	[10]
发病年龄			
<15	40%		
15~39	25%		[8]

注：修订自参考文献[4]。

a. 相对危险度。

b. 即使不合并溃结，PSC 发生 CRC 的风险也增加[11]。

染色内镜和放大+NBI内镜。在肠道准备很好时，无黏液残留的大肠，应该采用图像增强内镜结合全大肠亚甲蓝或靛胭脂染色，进行靶向活检。全大肠染色内镜检查结合靶向活检比非染色内镜下系统的四个象限活检有更高的结肠黏膜异型增生检出率[13-15]。NBI虚拟染色内镜在鉴别平坦异形增生方面并未显示出更大优势。

然而，高清白光内镜在UC患者肠道内发现隆起型或平坦型异型增生病变（DALM和平坦型异形增生）的敏感性和特异性与NBI相同[16]。但是用腺窝形态和微血管形态变化鉴别肿瘤性病变和再生性改变的敏感性为76%~80%[16]。除了内镜技术外，我们必须了解到其他一些影响IBD患者结肠镜监测成功的因素[4]：

- 内镜下发现肿瘤性病变。
- 足够的黏膜活检。
- 减少肠道狭窄常或假息肉的干扰。
- 内镜下切除ALM的完整性。
- 增强患者依从性。

IBD患者的肠道病变。为了从再生的慢性炎症性黏膜中发现可疑瘤变黏膜的区域，我们需要仔细观察黏膜微表面结构（P Ⅲ-Ⅴ[17]）和CP[18]（参见第4章和第10章）的细微变化，因为可见的黏膜表面变化可能隐藏着癌前病变/癌组织[4,17]（表11.2）。既往黏膜炎症活动度与高级别内瘤变（HGIN）或大肠癌的发生有明确关系。目前认为在UC炎性后的假息肉可增加2倍的HGIN或大肠癌发病风险[4,19]。伴有肠腔狭窄或缩短的长期活动的UC进展期大肠癌的发病风险增高[20]。

注意

在IBD中善于观察主要的癌前病变/癌性病变：

- 散发腺瘤性息肉或异性增生（IBD以外的肠道）。
- 腺瘤样病变（ALM）。
- 隆起型异型增生或异形增生相关的病变（DALM）。
- 平坦型异型增生。

表 11.2　ALM 和 DALM 的大体特征[4]	
腺瘤样 ALM（内镜切除）	非腺瘤样 DALMa（内镜无法切除）
有或无蒂	通常无蒂（广基）
界限清楚	界限不清
表面光滑	表面不规则
边缘可见	边缘不清
无溃疡	溃疡形成/坏死
无狭窄	狭窄
正常黏膜结构消失	正常黏膜结构存在

a.包括绒状斑块,斑块,结节,肿块,疣状增厚。

　　UC或结肠型克罗恩病炎症未涉及的肠道出现散发性腺瘤发生相关异形增生或大肠癌的风险较低(5%),同样IBD炎症涉及的肠道内非异形增生黏膜区出现的隆起型ALM的癌变风险亦较低[21]。这两种瘤性病变都是内镜下完整切除的适应证[4]。大部分病例,平坦型或隆起型腺瘤性ALM有清晰的边界,比周围炎症性黏膜更发红(由于增强的CP),或者是由于其位于缓解-纤维化-萎缩的黏膜内(图11.1)。非异型增生的再生性结肠黏膜显示PP Ⅱ或I型,少数为ⅢL或Ⅳ型和增强的规则CP——但是小的再生性区域不会显示为边界清晰的病灶[22](参见图11.2)。结直肠肿瘤性病变的大体形态和内镜下分析参见第10章。

　　DALM是指隆起型异形增生性病变(0-Ⅱa和0-Is)伴周围平坦黏膜的异形增生[PP为Ⅲs,ⅢL,

Ⅳ,(Ⅴ)],又称为"非腺瘤样DALM"(图11.3c‑f和图11.4)。这就是"区域性癌变缺陷",在慢性UC和结肠型克罗恩病患者中可能有高达38%~85%发生同时性癌或异时性癌的可能[4,23]。在长期活动的全结肠溃结和肠道内有多发息肉的患者中(图11.3a,b),通过内镜辨别肿瘤性病变和再生性隆起型改变是非常困难的(参见11.6病例 4)。

　　平坦型异形增生 (HGD) 类似0-Ⅱb或Ⅱc型病变, 在慢性炎症性黏膜中很难辨别 (图11.5)。在HGD中可能有42%~67%的患者已经存在癌变[24,25]。与之相反,LGD只有3%的初始合并结肠癌的风险, 且10年内发展成大肠癌的病例占10%[26],ALM和DALM特征见表11.2。

　　多发和单发LGD。一篇对10个前瞻性研究的综述报告,当第一次结肠镜监测发现LGD,在进

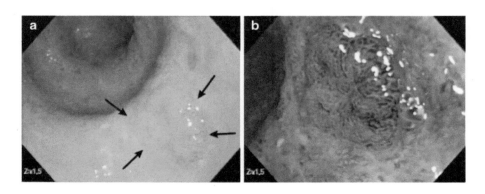

图11.1　(a)慢性中度活动性溃疡性结肠炎伴直径15mm的0-Ⅱa病变,边界清晰(箭头)。乙状结肠中段(69岁男性患者),白光下放大1.5倍。(b)同样病变在NBI下(放大1.5倍)显示PP ⅢL和MVP Ⅱ,边界清楚,ESD显示管状腺瘤伴低级别上皮内瘤变。

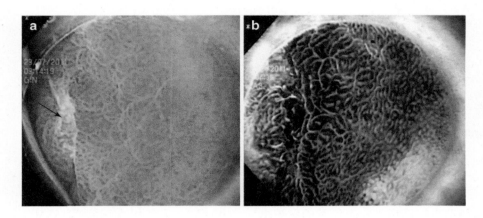

图11.2　盲肠ESD溃疡愈合后新生黏膜,类似红色瘢痕。(a)红色瘢痕中央有小溃疡呈平坦型(0–Ⅱb+c),盲肠ESD术后8周(白光,放大50倍)。边界不清的红色病灶表面形态从PPⅠ型变到PPⅡ伴鹅卵石样表面结构和MVP–Ⅱ型。典型的愈合期溃疡的红色瘢痕。(b)NBI放大40倍(同一病变)见中央为再生性增生性改变(类似PPⅢ–L),周围黏膜表面形态为PPⅠ型且边界不清。

一步随访的某段时间里有29%(16/55)的患者发展成CRC或HGD,13%(7例患者)发展为CRC[21]。但是当以后的内镜监测发现LGD,仅仅16%(33/204)的患者进展成CRC或HGD,8%(17例患者)发展为CRC[27]。当初次结肠镜检查无异形增生,每年发生CRC的可能为1%~3%[4,27]。

　　聚焦异型增生。平坦型LGD 5年HGD和CRC进展率为53%的,这个发生率在39例单灶性LGD患者和7例多灶性LGD患者中基本一致[4,28]。

11.4　平坦型异型增生和肿瘤性病变的治疗

　　IBD侵及的肠道非腺瘤样DALM(表11.2)和平坦型异型增生有相当高比例在邻近或远处平坦黏膜同时合并异形增生(LGD或HGD),与HGD和结肠癌高度相关(38%~83%)[4,21,27]。一项包含477例患者的meta分析显示平坦型LGD有22%同时伴随有大肠癌,5年后有36%进展为HGD或大肠癌[4]。因此,在IBD中平坦型异型增生和非腺瘤样DALM一样都是全(半)结肠切除的适应证[4]。

注意

　　根据AGA推荐长期活动的IBD治疗方案[4,24]:
- 内镜下整块切除指征
- 散发的腺瘤性息肉。
- ALM。
- 全或半结肠切除指征
- 隆起型异型增生(周围和远处黏膜均合并异性性增生)。
- 平坦型异型增生。

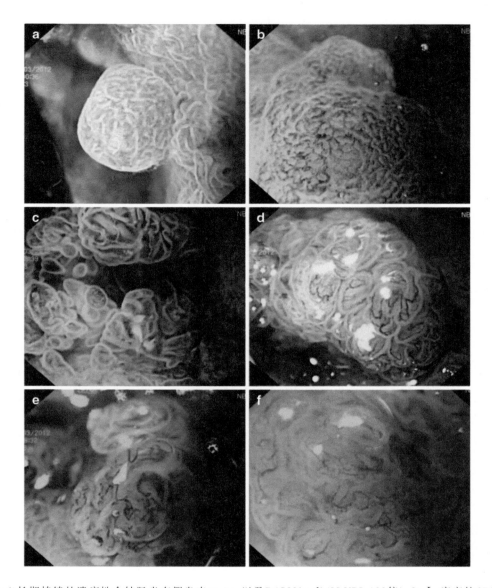

图11.3　(a–f)长期持续的溃疡性全结肠炎有假息肉(a,b)，以及DALM(c–f)(M-NBI，100倍)，0–Ⅰs病变的CP和PP。(a,b)CP Ⅰ型网格状和PP Ⅱ型，为再生性假息肉。(c)直肠LST-GM(0–Ⅱa+Ⅰs)CP Ⅱ型(密集)和PP Ⅲ–L型：绒毛管状腺瘤。(d)CP Ⅱ(网格状)和CP Ⅲ–A(不规则，中央部分)，PP Ⅲ L型，乙状结肠Ⅰs病变，病理：绒毛管状腺瘤伴低级别上皮内瘤变。(e–f)直肠Ⅰs病变CP ⅢA型，表面形态稀疏到缺失(PP Vi型)，腺瘤伴高级别上皮内瘤变(分化型黏膜癌，T0m1)。

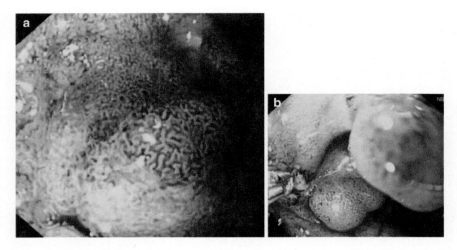

图11.4　有多个异形增生病灶病例中的非腺瘤样DALM(与病例2比较)。(a)Ⅱa型DALM病灶中心PP ⅢL型,而周边是PP Ⅲs(左上1/4象限),下半部分有黏液覆盖,病变位于降结肠,该患者为51岁长期持续的溃疡性全结肠炎患者,伴有多发高度异形增生相关性病变。(b)在PP Ⅲs处活检病理是HGIN。

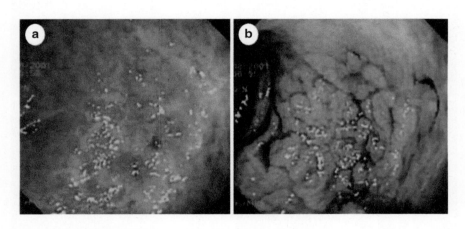

图11.5　长期持续溃疡性结肠炎(缓解期)中的平坦病灶(Ⅱb)。(a)在标准白光下再生性黏膜表现为有小面积局灶性红斑。(b)亚甲蓝染色后可见平坦型病变,活检病理是HGIN。

11.5　推荐的IBD肠镜监测方案

注意

为预防IBD相关CRC内镜间隔时间推荐[24]:

●在结肠炎症状出现8年后开始监测。

●病情缓解期进行结肠镜检查。

●监测开始后每1~2年进行图像增强结肠镜检查或两次结肠镜检查均阴性（无异形增生/CRC）,2~3年复查一次结肠镜。

●使用高清带有NBI及放大50倍功能的结肠镜,以及靛胭脂染色分析病变及黏膜形态。

●对受累肠道每个解剖部位进行有代表性的靶向活检(或每隔10cm进行活检)。

●伴有PSC的IBD患者从确诊开始就需要结肠镜监测,且每年进行结肠镜检查。

溃疡性直肠炎/直肠乙状结肠炎癌变风险不大,可按照常规方法进行监测。

11.6　病例：IBD中的瘤变及平坦型异形增生

病例1：UC中的ALM

　　一例长期持续的溃结患者，监测结肠镜检查发现一处隆起型病变（0-Is）ALM，位于乙状结肠，背景为缓解期溃疡性结肠炎黏膜（图11.6）。黏膜表面结构为绒毛状，部分形态高度不规则。内镜下整块切除，病理显示管状腺瘤伴HGIN（R0切除）。

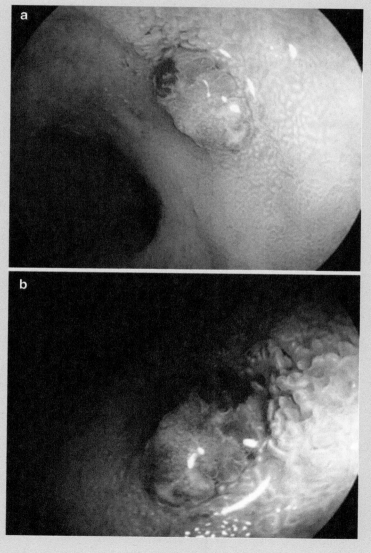

图11.6　（a）长期持续溃疡性结肠炎（缓解期）乙状结肠隆起型0-Is病变（腺瘤样），（b）虚拟染色内镜（i-Scan）可见病灶边界（表面形态呈绒毛状）。（待续）

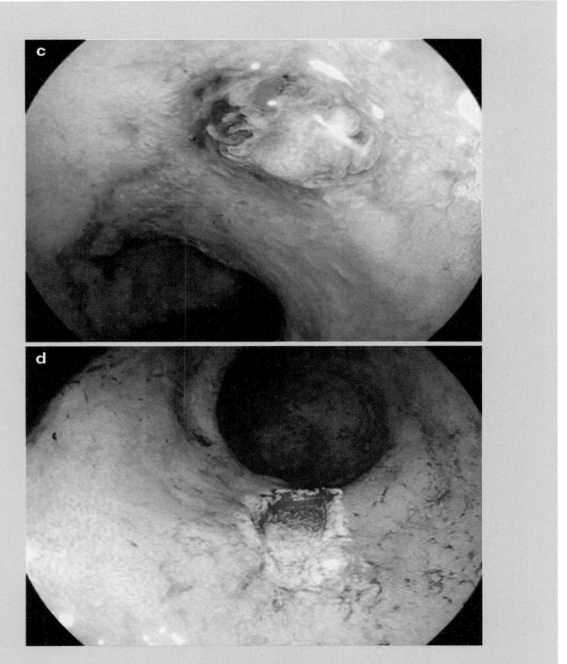

图11.6(续) (c)亚甲蓝染色后表面结构高度不规则(PP V型)。(d)完全切除后病理显示管状腺瘤 HGIN(R0切除)。

注意

● 在UC(结肠克罗恩病)缓解期结肠镜检查可以较容易的诊断ALM并判断其侧缘边界。

病例2：长期持续的UC中平坦型异型增生

一例长期持续的UC患者，缓解期监测结肠镜检查发现乙状结肠处有一处黏膜发红区。在高清内镜下该病变与正常黏膜边界清楚(环周病变)，使用亚甲蓝染色后显示不规则的绒毛状表面结构，活检后显示多灶LGIN平坦型异形增生。最后患者接受结直肠切除手术。

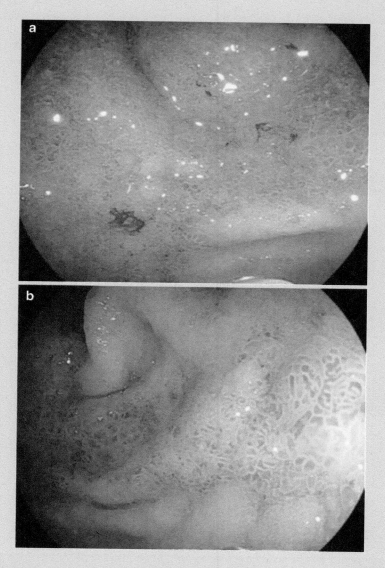

图11.7　(a)溃疡性结肠炎稳定缓解期乙状结肠可见一处黏膜发红区域。(b)在高清白光内镜下可见病变组织与周围黏膜边界清楚(界限清晰的病变)。(待续)

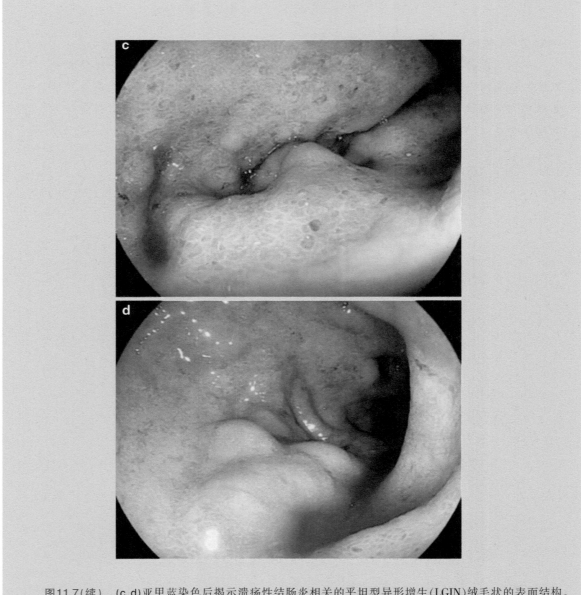

图11.7(续)　(c,d)亚甲蓝染色后揭示溃疡性结肠炎相关的平坦型异形增生(LGIN)绒毛状的表面结构。

注意

● 溃疡性结肠炎缓解期进行监测结肠镜检查时,应观察黏膜细微结构及颜色变化。

病例3：长期持续的溃疡性结肠炎患者肛管直肠处0－Ⅲ病变

一例长期持续的溃结患者，缓解期进行监测结肠镜检查，退镜过程中发现一扁平病变，位于远端直肠向肛缘延伸（图11.8）内镜下表现为肿瘤性病变，病理提示HGIN。然而，直肠切除术后标本提示腺癌(T1)。

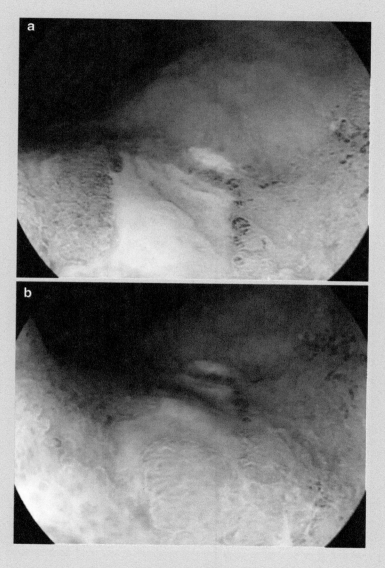

图11.8　(a,b)直肠远端可见一处平坦型病变，累及肛管。(待续)

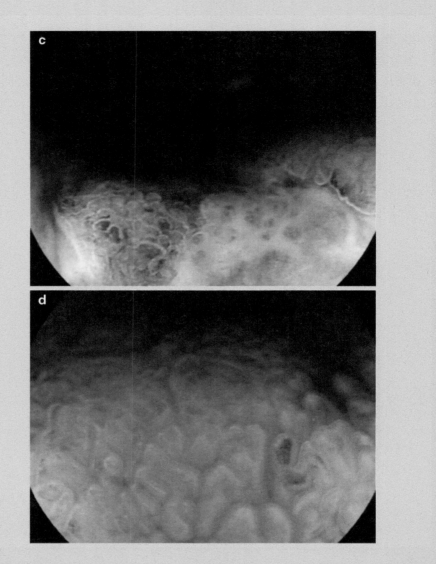

图11.8(续)　(c,d)虚拟染色内镜(i-Scan)显示黏膜表面结构绒毛状不规则(PP Ⅳ，Ⅴ)，活检病理显示HGIN。

注意

●要当心UC中"不显眼"的覆盖纤维素或黏液的溃疡，一旦发现充分洗净黏液再仔细分析，即使是在检查快结束时。

病例4:隆起性异型增生(DALM)

　　一位51岁其他方面健康的男性患者因直肠混合颗粒型LST(直径4cm)伴HGD行内镜下切除治疗来就诊。该患者有溃疡性全结肠炎病史18年,缓解3年。发现直肠LST非常大(直径7cm),还发现多个可疑的颜色改变的病灶。因此重新用放大内镜(放大100倍)做到肝区以评估额外的异形增生性病灶。结果发现多个不同的隆起性病灶,都具有可疑的腺窝形态及血管形态,内镜下鉴别是再生性改变还是肿瘤性病变比较困难,通过靶向活检明确了诊断(图11.9a-d)。

　　诊断:多发性DALM(其中3个距离较远的相互分开的病灶伴HGIN),患者做了保留肛门括约肌的全结肠切除术及回肠储袋肛管吻合术。

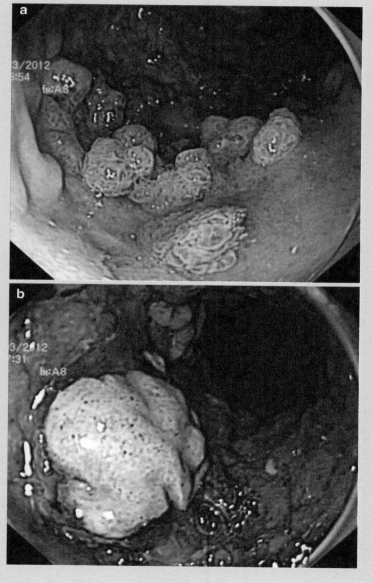

图11.9　(a)慢性全结肠炎缓解期直肠混合型LST(75mm × 35 mm;距肛门0~7.5 cm),病理显示:绒毛管状腺瘤伴局灶HGIN,DALM伴LGIN及局灶HGIN,(b)慢性溃疡性全结肠炎降结肠(60cm,距肛门)无蒂白色病变(0-Ⅰs,15mm)。(待续)

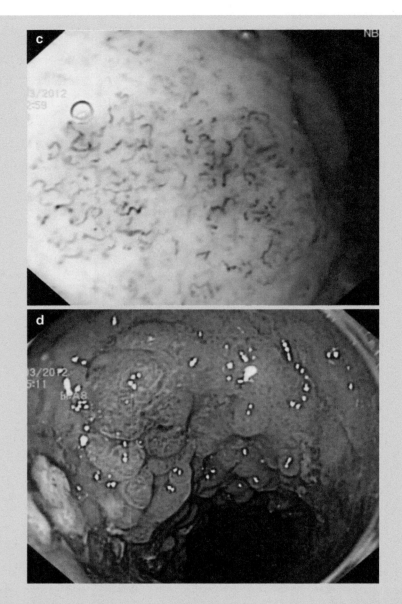

图11.9(续) (c)0-Ⅰs病变,与图11.6同一病例(NBI+放大80倍)。表面结构缺失,但非常光滑,微血管结构不规则(CP ⅢA),病理活检示非肿瘤性纤维化黏膜和黏膜下伴有噬黏蛋白菌(mucinophage):纤维性假息肉。(d)降结肠(60cm p.a.)可见隆起型红色病灶(0-Ⅱa+Is,20mm),CP ⅢA,PP ⅢL,病理:绒毛管状腺瘤伴局灶HGIN,隆起型异形增生,DALM,参见图11.4,这一病例另一处DALM。

注意

在长期持续(轻度活动)的IBD相关结肠炎患者中,在存在广泛的再生黏膜背景下,以及多个内镜下病变时:

- 即使是内镜专家,内镜下诊断瘤变及恶性病变也是很困难的。
- 内镜下切除病灶后发生进展期CRC的风险仍是非常高的,需要进行随访。
- 对于有些病变行结肠切除术可能是更好的选择,但回肠储袋-肛管吻合术可能很困难。

(方军 刘枫 译)

参考文献

1. Eaden JA, et al. The risk of colorectal cancer in ulcerative colitis: a meta-analysis. Gut. 2001;48:526–35.
2. Jess T, et al. Increased risk of intestinal cancer in Crohn's disease: a meta-analysis of population-based cohort studies. Am J Gastroenterol. 2005;100:2724–9.
3. Ekbom A, et al. Increased risk of large-bowel cancer in Crohn's disease with colonic involvement. Lancet. 1990;336:357–9.
4. Farraye FA, et al. AGA technical review on the diagnosis and management of colorectal neoplasia in inflammatory bowel disease. Gastroenterology. 2010;138:746–74, 774.e741–4; quiz e712–43.
5. Bernstein CN, et al. Cancer risk in patients with inflammatory bowel disease: a population-based study. Cancer. 2001;91:854–62.
6. Rutter MD, et al. Thirty-year analysis of a colonoscopic surveillance program for neoplasia in ulcerative colitis. Gastroenterology. 2006;130:1030–8.
7. Lutgens MW, et al. High frequency of early colorectal cancer in inflammatory bowel disease. Gut. 2008;57:1246–51.
8. Markowitz J, et al. Endoscopic screening for dysplasia and mucosal aneuploidy in adolescents and young adults with childhood onset colitis. Am J Gastroenterol. 1997;92:2001–6.
9. Nuako KW, et al. Familial predisposition for colorectal cancer in chronic ulcerative colitis: a case–control study. Gastroenterology. 1998;115:1079–83.
10. Soetikno RM, et al. Increased risk of colorectal neoplasia in patients with primary sclerosing cholangitis and ulcerative colitis: a meta-analysis. Gastrointest Endosc. 2002;56:48–54.
11. Broome U, et al. Primary sclerosing cholangitis and ulcerative colitis: evidence for increased neoplastic potential. Hepatology. 1995;22:1404–8.
12. Lichtiger S, et al. Cyclosporine in severe ulcerative colitis refractory to steroid therapy. N Engl J Med. 1994;330:1841–5.
13. Dekker E, et al. Narrow-band imaging compared with conventional colonoscopy for the detection of dysplasia in patients with longstanding ulcerative colitis. Endoscopy. 2007;39:216–21.
14. Kiesslich R, et al. Methylene blue-aided chromoendoscopy for the detection of intraepithelial neoplasia and colon cancer in ulcerative colitis. Gastroenterology. 2003;124:880–8.
15. Marion JF, et al. Chromoendoscopy-targeted biopsies are superior to standard colonoscopic surveillance for detecting dysplasia in inflammatory bowel disease patients: a prospective endoscopic trial. Am J Gastroenterol. 2008;103:2342–9.
16. van den Broek FJ, et al. Narrow-band imaging versus high-definition endoscopy for the diagnosis of neoplasia in ulcerative colitis. Endoscopy. 2011;43:108–15.
17. Kudo S, et al. Colonoscopic diagnosis and management of nonpolypoid early colorectal cancer. World J Surg. 2000;24:1081–90.
18. Tanaka S, et al. Aim to unify the narrow band imaging (NBI) magnifying classification for colorectal tumors: current status in Japan from a summary of the consensus symposium in the 79th Annual Meeting of the Japan Gastroenterological Endoscopy Society. Dig Endosc. 2011;23 Suppl 1:131–9.
19. Rutter MD, et al. Cancer surveillance in longstanding ulcerative colitis: endoscopic appearances help predict cancer risk. Gut. 2004;53:1813–6.
20. Gumaste V, et al. Benign and malignant colorectal strictures in ulcerative colitis. Gut. 1992;33:938–41.
21. Odze RD. Adenomas and adenoma-like DALMs in chronic ulcerative colitis: a clinical, pathological, and molecular review. Am J Gastroenterol. 1999;94:1746–50.
22. Hata K, et al. Pitfalls of pit pattern diagnosis in ulcerative colitis-associated dysplasia. Gastroenterology. 2004;126:374–6.
23. East JE, et al. Comparison of magnified pit pattern interpretation with narrow band imaging versus chromoendoscopy for diminutive colonic polyps: a pilot study. Gastrointest Endosc. 2007;66:310–6.
24. Farraye FA, et al. AGA medical position statement on the diagnosis and management of colorectal neoplasia in inflammatory bowel disease. Gastroenterology. 2010;138:738–45.
25. Rubio CA, et al. Villous and serrated adenomatous growth bordering carcinomas in inflammatory bowel disease. Anticancer Res. 2000;20:4761–4.
26. Lim CH, et al. Ten year follow up of ulcerative colitis patients with and without low grade dysplasia. Gut. 2003;52:1127–32.
27. Bernstein CN, et al. Are we telling patients the truth about surveillance colonoscopy in ulcerative colitis? Lancet. 1994;343:71–4.
28. Ullman TA, et al. The fate of low grade dysplasia in ulcerative colitis. Am J Gastroenterol. 2002;97:922–7.

附录：本书涉及的术语

一、观察方法

1. 白光内镜(WLI)

2. 染色内镜(CE)

卢戈液(Lugol)染色(鳞状上皮的食管)

靛胭脂(胃、小肠、结肠)

结晶紫(结肠、不规则或无定形的开口形态)

3. 窄带成像(NBI)：见下

非放大NBI

放大NBI(M-NBI)

4. 放大内镜(ME)

二、内镜表现

1. 大体表现

(a)浅表病变,0型

- 息肉样隆起,0-Ⅰ

   有蒂,0-Ⅰp

   无蒂,0-Ⅰs

- 扁平(非息肉样非凹陷性),0-Ⅱ

   轻度隆起(隆起),0-Ⅱa

   完全扁平(扁平),0-Ⅱb

   轻度凹陷(凹陷),0-Ⅱc

- 凹陷

   溃疡型,0-Ⅲ

   凹陷型,0-Ⅱc+Ⅲ,0-Ⅲ+Ⅱc

- 上消化道进展期癌：

(b)息肉样癌,1型

(c)溃疡型癌,边界清晰,边缘隆起,2型

(d)溃疡型,浸润癌,无明确界限,3型

(e)非溃疡型,弥漫浸润型癌,4型

- 下消化道大体表现(腺瘤、癌)

   侧向发育型病变(LST,直径>10mm),亚型：

   颗粒型

   -均一型(LST-GH),如0-Ⅱa

   -混合结节(LST-GM),如0-Ⅱa+Ⅰs

   -全结节(LST-GN),如0-Ⅰs

   非颗粒型LST(LST-NG)

   -非颗粒平坦型(LST-NGF)

   -假凹陷型(LST-NGPD)

2. 染色内镜

卢戈液(Lugol)未染色区域(鳞状细胞的食管)

多处Lugol未染色区域

3. NBI

褐色区域

4. 放大内镜(ME),放大窄带成像(M-NBI)

(a)分界线

(b)微血管结构/构筑(MVP)

- 规则、不规则、消失

- 鳞状上皮

   上皮内乳头状毛细血管襻(IPCL)

      扩张

      扭曲

      口径改变

      形状改变

- 黏膜下分叉状静脉

   柱状上皮

集合微静脉(CV),黏膜下

上皮下毛细血管网(SECN)

不规则微血管结构(IMVP)

－细网格状结构

－无网络结构(螺旋结构)

(c)黏膜(微)表面结构

● 规则、不规则、缺失

● 柱状上皮

隐窝开口,小凹

隐窝形态(结直肠)

管状结构(管状、绒毛状或嵴型)

隐窝边缘上皮,白区(WZ)

不规则微表面结构(IMSP)

微表面结构缺失(AMSP)

白色不透光物质(WOS)

亮蓝嵴(LBC,肠化生的典型表现)

索　引